Jörg Reling
Hans-Herbert Flögel
Matthias Werschy

Technische Endoskopie

Technische Endoskopie

Grundlagen und Praxis endoskopischer Untersuchungen

Dipl.-Phys. Jörg Reling
Dr. Hans-Herbert Flögel
Dr.-Ing. Matthias Werschy

Mit 46 Bildern, 2 Tabellen und 21 Literaturstellen

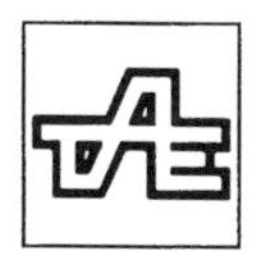

Kontakt & Studium
Band 597

Herausgeber:
Prof. Dr.-Ing. Wilfried J. Bartz
Technische Akademie Esslingen
Weiterbildungszentrum
DI Elmar Wippler
expert verlag

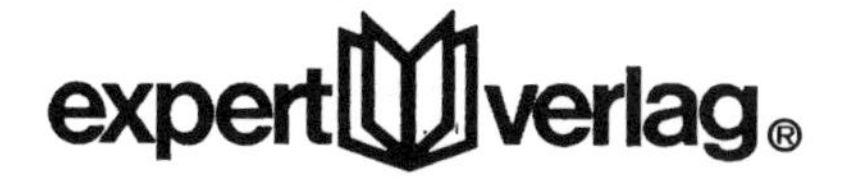

Die Deutsche Bibliothek – CIP-Einheitsaufnahme

Technische Endoskopie : Grundlagen und Praxis endoskopischer Untersuchungen. Jörg Reling ; Hans-Herbert Flögel ; Matthias Werschy – Renningen-Malmsheim: expert-Verl., 2001
(Kontakt & Studium ; Bd. 597)
ISBN 3-8169-1775-5

ISBN 3-8169-1775-5

Bei der Erstellung des Buches wurde mit großer Sorgfalt vorgegangen; trotzdem können Fehler nicht vollständig ausgeschlossen werden. Verlag und Autoren können für fehlerhafte Angaben und deren Folgen weder eine juristische Verantwortung noch irgendeine Haftung übernehmen.
Für Verbesserungsvorschläge und Hinweise auf Fehler sind Verlag und Autoren dankbar.

Herausgeber-Vorwort

Bei der Bewältigung der Zukunftsaufgaben kommt der beruflichen Weiterbildung eine Schlüsselstellung zu. Im Zuge des technischen Fortschritts und angesichts der zunehmenden Konkurrenz müssen wir nicht nur ständig neue Erkenntnisse aufnehmen, sondern auch Anregungen schneller als die Wettbewerber zu marktfähigen Produkten entwickeln.

Erstausbildung oder Studium genügen nicht mehr – lebenslanges Lernen ist gefordert! Berufliche und persönliche Weiterbildung ist eine Investition in die Zukunft:

- Sie dient dazu, Fachkenntnisse zu erweitern und auf den neuesten Stand zu bringen
- sie entwickelt die Fähigkeit, wissenschaftliche Ergebnisse in praktische Problemlösungen umzusetzen
- sie fördert die Persönlichkeitsentwicklung und die Teamfähigkeit.

Diese Ziele lassen sich am besten durch die Teilnahme an Lehrgängen und durch das Studium geeigneter Fachbücher erreichen.

Die Fachbuchreihe Kontakt & Studium wird in Zusammenarbeit zwischen dem expert verlag und der Technischen Akademie Esslingen herausgegeben.

Mit ca. 600 Themenbänden, verfasst von über 2.400 Experten, erfüllt sie nicht nur eine lehrgangsbegleitende Funktion. Ihre eigenständige Bedeutung als eines der kompetentesten und umfangreichsten deutschsprachigen technischen Nachschlagewerke für Studium und Praxis wird von der Fachpresse und der großen Leserschaft gleichermaßen bestätigt. Herausgeber und Verlag freuen sich über weitere kritisch-konstruktive Anregungen aus dem Leserkreis.

Möge dieser Themenband vielen Interessenten helfen und nützen.

Prof. Dr.-Ing. Wilfried J. Bartz | Dipl.-Ing. Elmar Wippler

Vorwort

Längst ist die Medizin nicht mehr die alleinige Domäne für endoskopische Diagnosen und Therapien. Auch im technisch-industriellen Bereich hat sich die Endoskopie als kostengünstiges und in vielen Fällen unentbehrliches Verfahren etabliert. Sie ermöglicht Einblicke und Erkenntnisse, die sonst nur erheblich aufwendiger oder überhaupt nicht zu erhalten wären. Aber anders als der angehende Mediziner erfährt der angehende Techniker wenig oder gar nichts über die Existenz und die Einsatzmöglichkeiten von Endoskopen. Dieses Buch möchte seinen Beitrag dazu leisten, das Medium „Endoskopie“ etwas bekannter zu machen und an zwei Beispielen zeigen, was moderne Endoskopie heute zu leisten vermag. Die Beiträge sind überarbeitete Fassungen von Vorträgen für die Technische Akademie Esslingen.

Der erste Beitrag führt in die Grundlagen und die allgemeine Praxis der Endoskopie ein. Er beruht auf Kenntnissen, die der Verfasser in seiner damaligen Funktion als Leiter der Abteilung *Technische Endoskopie* der Firma Karl Storz GmbH & Co., Tuttlingen, erlangt hat. Einige Passagen sind wörtlich oder sinngemäß dem im *verlag moderne industrie* erschienenen Buch *Industrielle Endoskopie* [6] vom gleichen Verfasser entnommen. An den betreffenden Textstellen weisen Fußnoten auf den jeweiligen Bezug hin. Der Verfasser dankt dem *verlag moderne industrie* für sein Entgegenkommen.

Der zweite Beitrag schildert einen Einsatz von Endoskopen im Bereich Forschung und Entwicklung. Mit Hilfe von Endoskopen werden hier wichtige Erkenntnisse zum Verständnis der Vorgänge im Brennraum von Kfz-Motoren gewonnen. Der Verfasser dieses Beitrages dankt seinen Kollegen und den Mitarbeitern der Abteilung FT1/T der DaimlerChrysler AG für die Bereitstellung der Bilder.

Das im dritten Beitrag beschriebene Inspektionssystem für den Einsatz bei extrem hohen Drücken und Temperaturen ist mittlerweile auf dem Markt erhältlich. Es ist somit ein Beispiel dafür, wie auch anspruchsvolle endoskopische Prüfungen in verhältnismäßig kurzer Zeit das Labor- und Versuchsstadium hinter sich lassen können. Der Verfasser dieses Beitrages dankt Herrn V. Heerich, vormals Firma KAPPA Meßtechnik, Gleichen, für seinen maßgeblichen Anteil an der Bildverarbeitung, und hier besonders an der Entwicklung eines Verfahrens zur Temperaturmessung über Videobilder. Sein weiterer Dank gilt der Firma SVZ (Sekundärrohstoff-Verwertungs-Zentrum) Schwarze Pumpe GmbH, hier besonders Herrn L. Gröschel, für deren Beitrag zur Realisierung und Überführung des Projekts in die industrielle Anwendung.

Jörg Reling
Hans-Herbert Flögel
Matthias Werschy

Inhaltsverzeichnis

Grundlagen und Praxis endoskopischer Untersuchungen

J. Reling

Strömungs- und Verbrennungsuntersuchungen in Motoren mit Hilfe von Endoskopen
H. Flögel

Endoskopisches System zur Untersuchung der Vorgänge in chemischen Reaktoren bei Temperaturen über 1000 °C
M. Werschy

J. Reling

Grundlagen und Praxis endoskopischer Untersuchungen

1 Grundsätzliches

1.1 Was ist Endoskopie?

Endoskopie ist ein Fremdwort aus dem griechischen und bedeutet soviel wie *Hineinsehen.* Wir verstehen darunter die Möglichkeit, innere oder schwer zugängliche Hohlräume in technischen Aggregaten zerstörungsfrei (oder zumindest zerstörungsarm) zu inspizieren. Wie der Name schon sagt, ist die Endoskopie eine rein visuelle Prüfung, im Unterschied, beispielsweise, zur Ultraschall- oder Röntgenprüfung.

Endoskope werden durch vorhandene oder leicht zu erzeugende Bohrungen in Hohlräume oder schwer zugängliche Stellen eingeführt, sie bringen Licht in diese Räume hinein und das Bild heraus. Sie sind somit wertvolle – in vielen Bereichen sogar unentbehrliche – Hilfsmittel zur Zustandsüberwachung, zur Schadensfrüherkennung, in Forschung und Entwicklung, zur Prozeßkontrolle usw.

1.2 Endoskoptypen

Eines ist klar: Um auch durch enge Wege zum Prüfort eingeführt werden zu können, müssen Endoskope möglichst dünn sein. Endoskope sind demzufolge dünne, rohr- oder schlauchförmige Instrumente, die es in einer Vielzahl verschiedener Ausführungen gibt. Alle Endoskope haben an dem einen Ende ein Objektiv und am anderen Ende ein Okular für die direkte visuelle Beobachtung (das Okular entfällt bei den sog. Videoendoskopen, bei denen das Bild auf einem TV-Monitor dargestellt wird). Dazwischen liegt ein mehr oder weniger langes optisches oder (im Fall des Videoendoskops) elektrisches Bildübertragungssystem.

Grundsätzlich unterscheiden wir zwischen *starren Endoskopen,* also Endoskopen in Form von starren Rohren, und *flexiblen Endoskopen,* Endoskopen in Form von biegsamen Schläuchen. Daneben gibt es die *semistarren* oder, wie man sie auch nennen kann, die *semiflexiblen* Endoskope. Das sind Endoskope mit meist sehr geringem Durchmesser (bis weit unter 1 mm), die je nach ihrer konstruktiven Ausführung mehr oder weniger stark gebogen werden dürfen, ohne jedoch die gleiche Flexibilität aufzuweisen wie die vollflexiblen Endoskope.

Wegen der nahezu unübersichtlichen Vielzahl der für die verschiedenen Anwendungsfälle zur Auswahl stehenden Endoskope sollte auch der Anwender Kenntnisse von den Grundlagen der endoskopischen Bildübertragung und der Technik der endoskopischen Ausrüstung haben, um im Bedarfsfall das geeignete Instrument auswählen zu können.

Endoskope, die im nicht-medizinischen Bereich eingesetzt werden, werden häufig mit anderen Namen bezeichnet, wie beispielsweise Boreskope, Boroskope oder Technoskope. Diese Bezeichnungsweise ist uneinheitlich und herstellerspezifisch, es verbergen sich dahinter auch keine Sonderausführungen, es sind schlichtweg und allgemein immer „Endoskope".

2.1 Das optische System starrer Endoskope *

Schon ein einfaches Rohr (Bild 1, links) ist bereits ein Endoskop; in einigen medizinischen Fachgebieten werden solche Instrumente auch heute noch verwendet (z. B. Bronchoskop, Ohrtrichter). Etwas salopp bezeichnet man das als ein Endoskop mit *Mauseloch-Effekt*: es hat ein sehr kleines Gesichtsfeld, vom Objekt sieht man nicht mehr, als würde man durch ein Mauseloch blicken! Zur Vergrößerung des Gesichtsfeldes wird in die Spitze des Rohres ein kleines Objektiv eingebaut. Es erzeugt ein Bild des uns interessierenden Gegenstandes, aber unten an der Spitze des Rohres, weit entfernt vom anderen Ende, wo sich unser Auge befindet (Bild 1, Mitte). Weitere Objektive, sogenannte *Umkehrsysteme*, bilden nun dieses Bild mehrfach ab und transportieren es so schrittweise bis zum Okular, wo es betrachtet werden kann (Bild 1, rechts). Umkehrsysteme heißen diese Objektive deshalb, weil ihr Bild (wie bei jedem abbildenden Objektiv) gegenüber dem Abbildungsgegenstand auf dem Kopf steht, also „umgekehrt" ist.

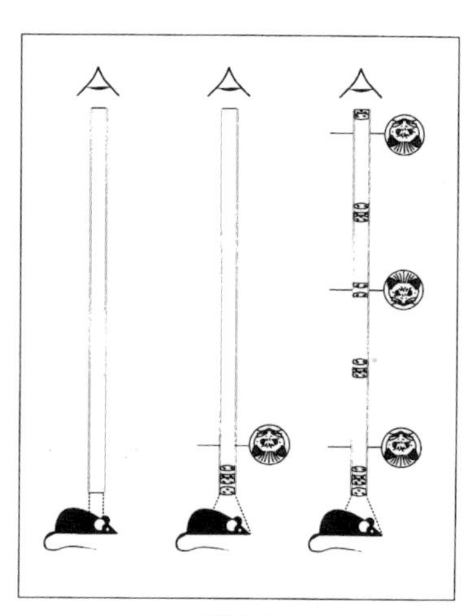

Bild 1

Bild 2 zeigt zwei Ausführungsformen des optischen Systems von starren Endoskopen, und zwar in der oberen Hälfte das Schema eines Endoskops mit einem sog. konventionellen optischen System: Das vom Objektiv erzeugte Bild O_1 wird von einem zweiten Objektiv (dem *Umkehrsystem*) in O_2 abgebildet; dieses wieder von einem weiteren Umkehrsystem nach O_3 usw. Die Anzahl der Umkehrsysteme bestimmt die Länge des starren Endoskops. Das Okular ist von grundsätzlich der gleichen Bauart wie ein Mikroskop- oder Fernrohrokular und wirkt als Lupe zur Betrachtung des reellen Bildes. Es kann (wenn

* vgl. J. Reling, Industrielle Endoskopie: Systeme, Komponenten, Anwendung; „Die Bibliothek der Technik", Bd. 153, verlag moderne industrie, 2., überarb. Aufl. 1997, S. 14 - 18

notwendig, und was hier nicht dargestellt ist) noch ein spezielles Prisma enthalten, um das Bild in eine seitenrichtige und aufrechtstehende Lage zu bringen. Die *Feldlinsen* haben keine abbildende Funktion, sie befinden sich jeweils genau in der Bildebene und haben die Aufgabe, die an sich divergenten Strahlen wieder konvergent zu machen, um Abschattungen am Rand des Bildes zu vermeiden.

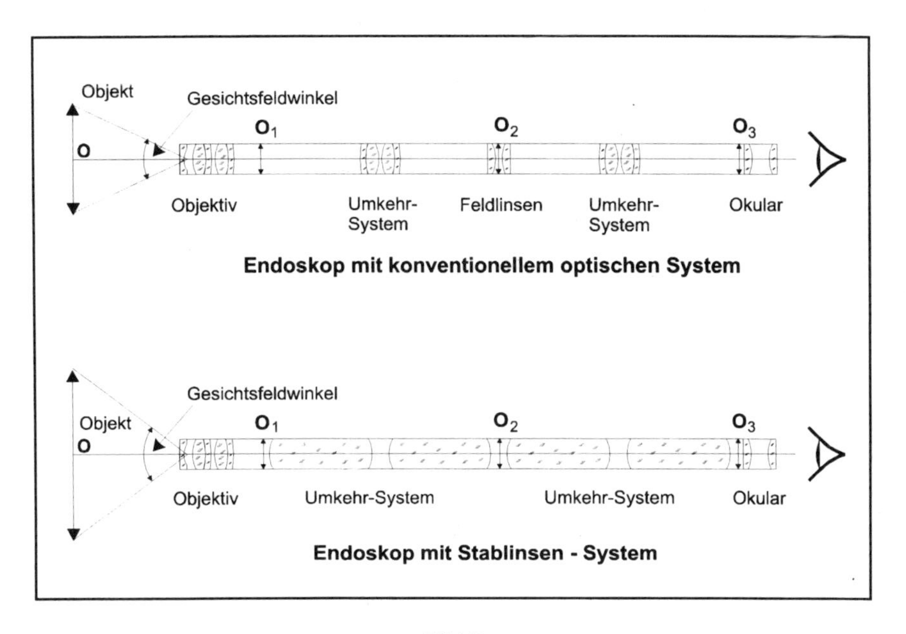

Bild 2

Die untere Hälfte von Bild 2 zeigt das Prinzip eines Endoskops mit einem Stablinsensystem. Dieses System geht zurück auf eine Erfindung des englischen Physikers H. H. Hopkins, der als erster (etwa um 1960) die Grundlagen endoskopischer Bildübertragung systematisch untersucht hat [1]. Ohne näher auf die theoretischen Grundlagen einzugehen, läßt sich sagen, daß das Stablinsensystem bessere Voraussetzungen bietet zur Berechnung lichtstarker, kontrastreicher und hochauflösender Endoskope. Das kann sogar so weit gehen, daß die Bildauflösung (und damit die Bildschärfe) eines sorgfältig konstruierten Stablinsenendoskops hauptsächlich durch die kleine Eintrittsöffnung des Objektivs (Eintrittspupille) bestimmt wird und weniger durch die optischen Fehler des Linsensystems. Stablinsenendoskope sind demnach besonders dort anzutreffen, wo es auf höchste Diagnosegenauigkeit ankommt. Allerdings sind durch die Entwicklung der letzten Jahrzehnte die konventionellen optischen Systeme auch so weit vervollkommnet worden, daß sich mit diesen Systemen qualitativ hochwertige Endoskope fertigen lassen.

2.2 Das optische System flexibler Endoskope *

Ein flexibles Endoskop besteht aus einem Schlauch, ebenfalls mit einem Objektiv an der Spitze und einem Okularteil am anderen Ende. Das Bild kann bei einem solchen Gerät natürlich nicht über Linsen übertragen werden; die Bildübertragung erfolgt vielmehr über ein Bündel von Glasfasern. Eine einzelne Faser kann aber nur einen Lichtpunkt und keine Bildinformation übertragen. Es wird deshalb eine große Anzahl Fasern zu einem Bündel zusammengefaßt, das Bild wird auf der Objektivseite in einzelne Bildpunkte zerlegt und auf der Okularseite – wie ein Mosaik – wieder zusammengesetzt (Bild 3). Dazu ist es natürlich erforderlich, daß die Fasern an beiden Enden des Bündels in genau der gleichen Art geordnet sind.

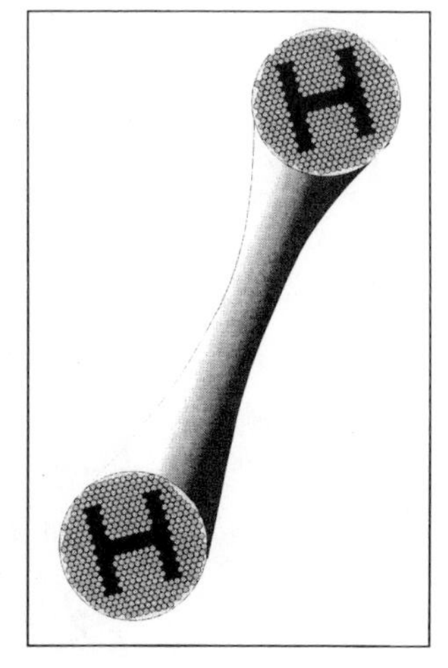

Bild 3

Aufgrund des speziellen Aufbaus der hierfür verwendeten Fasern kann Licht, das sich innerhalb der Faser befindet, nicht seitlich austreten. Es folgt also dem Verlauf der Faser auch über Krümmungen. Bild 4 zeigt den Aufbau einer solchen Faser. Es handelt sich hierbei um eine sogenannte *Stufenfaser*, die aus zwei verschiedenen Glassorten besteht: einem Kernglas mit einer dünnen Schicht Mantelglas. Das Mantelglas hat eine niedrigere Brechzahl als das Kernglas. Nach dem Brechungsgesetz von Snellius gilt:

$$n_K \cdot \sin \alpha_K = n_M \cdot \sin \alpha_M$$

Für den Grenzwinkel der Totalreflexion α_T ist $\alpha_M = 90°$ und somit:

$$\sin \alpha_T = \frac{n_M}{n_K}$$

* vgl. J. Reling, a.a.O., Seiten 19 - 21

An der Grenzfläche zwischen Kern- und Mantelglas werden demnach alle (innerhalb eines bestimmten Winkelbereiches einfallenden) Lichtstrahlen totalreflektiert.

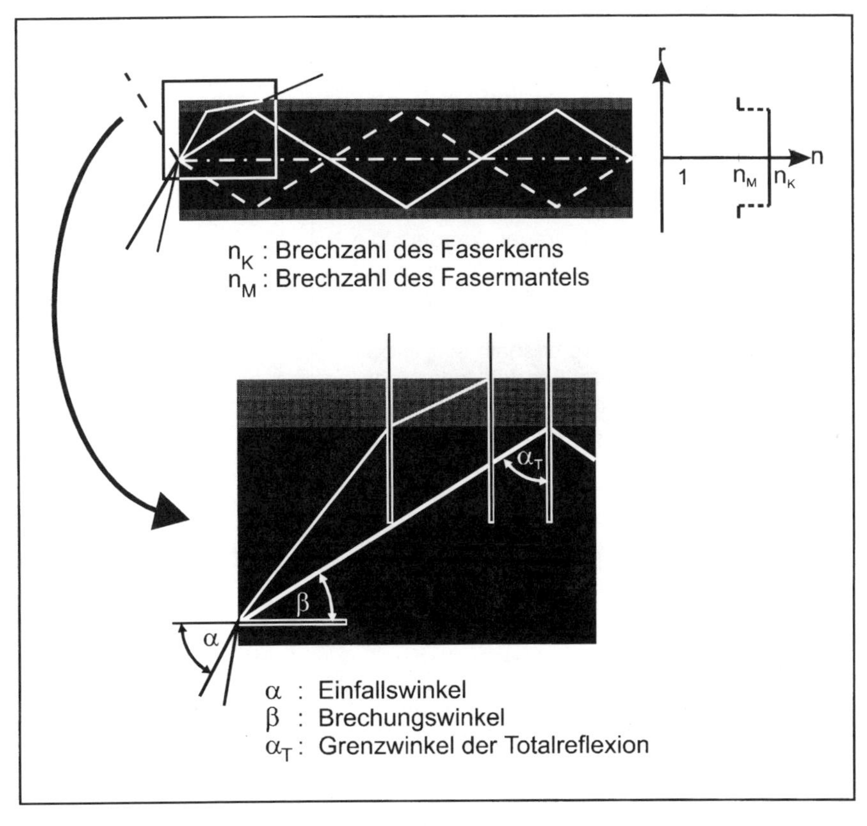

Bild 4

Die Bildauflösung eines flexiblen Endoskops – und damit die Detailerkennbarkeit – hängt von der Anzahl der Fasern im Bildleitbündel ab. Je nach Durchmesser des Instruments liegt diese Anzahl zwischen wenigen Tausend und mehr als 100.000 Fasern. Der Durchmesser einer einzelnen Faser kann weniger als 10 µm betragen. Trotzdem: das Bild eines flexiblen Endoskops ist ein Rasterbild, und das optische Auflösungsvermögen ist in jedem Fall geringer als das eines starren Endoskops.

Auch bei den oben erwähnten semistarren Endoskopen mit geringem Durchmesser erfolgt die Bildleitung über einen faseroptischen Bildleiter. Hier besteht jedoch der Bildleiter nicht aus voneinander unabhängigen Einzelfasern, sondern die Fasern sind auf der ganzen Länge des Bildleiters miteinander verbunden. Die Fasern innerhalb eines solchen (auch „Multifaser" genannten) Bildleiters können dadurch extrem dünn sein, wodurch die Herstellung von dünnen Endoskopen mit trotzdem vergleichsweise hoher Bildauflösung möglich ist.

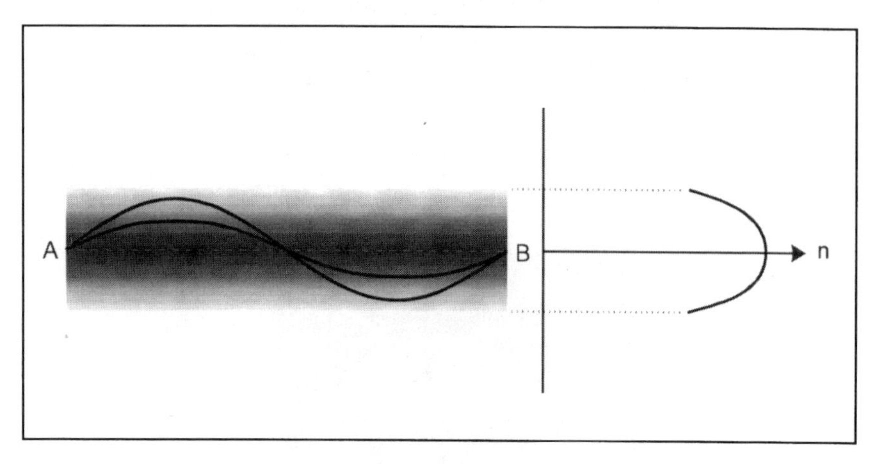

Bild 5

Neben den Stufenfasern gibt es noch die *Gradientenfasern*, die z. B. in der Nachrichtentechnik eine große Rolle spielen. Bei Gradientenfasern nimmt die Brechzahl stetig vom Kern zur Oberfläche ab, in erster Näherung wird die Brechzahl-Verteilung durch eine quadratische Funktion beschrieben (s. Bild 5, der Deutlichkeit halber ist die Funktion n(r) stark überhöht dargestellt; in Wirklichkeit spielen sich die Änderungen in der zweiten und dritten Stelle nach dem Komma ab). Die Strahlen werden nicht – wie bei einer Stufenfaser – an einer Grenzschicht reflektiert, sondern sie werden sinusförmig abgelenkt. In der Endoskopie spielen Gradientenfasern bei der Lichtübertragung keine Rolle, aber, wie ebenfalls Bild 5 zeigt, ist mit Gradientenfasern eine optische Abbildung möglich: Alle vom Punkt A ausgehenden Strahlen vereinigen sich wieder in Punkt B. Mit ihnen lassen sich somit Objektive herstellen, deren Durchmesser nur wenige Zehntelmillimeter beträgt. Mit solchen Fasern können dementsprechend dünne (starre) Endoskope gebaut werden.

2.3 Videoendoskop *

Das *Videoendoskop* repräsentiert die modernste Art eines Endoskops. Es ist praktisch eine schlauchförmige, dünne Videokamera; die Bildübertragung erfolgt hier nicht über ein optisches System (Linsen oder Glasfasern), sondern elektronisch. Videokameras (oder genauer: die *Videochips*) lassen sich heute (im Jahr 2000) so klein herstellen, daß sie, je nach Ausführungsform, in Schläuche mit einem Durchmesser von rund 20 mm bis herab zu fast 6 mm eingebaut werden können. Grundsätzlich können Videoendoskope starre oder flexible Endoskope sein; im Bereich der technischen Endoskopie werden allerdings fast nur flexible Videoendoskope eingesetzt, denn sie können (im Gegensatz zu den optischen flexiblen Endoskopen) leicht in großen Längen gefertigt werden (bis 10 m, 20 m oder mehr), limitierend sind letztlich nur die elektrischen Übertragungsverluste sowie die Verluste der Lichtübertragung. Die Bildauflösung entspricht der Anzahl der Bildpunkte des Videochips (ca. 300.000 bis 400.000) und ist damit auch wesentlich höher als die eines optischen flexiblen Endoskops.

---

* vgl. J. Reling, a.a.O., Seite 24

3.1 Mechanische Kenndaten

Die Durchmesser starrer Endoskope in Standardausführung liegen zwischen knapp 2 mm und rund 10 mm, die größten Längen bei etwa 2 m. Für besondere Anwendungsfälle gibt es starre Endoskope in Modulbauweise, also eine Art Endoskope in Baukastenform, wie sie in Abschnitt 5.1 näher beschrieben sind. Diese Endoskope können, bei Durchmessern von einigen Zentimetern, Längen bis über 20 m haben und kommen häufig in ortsfesten Anlagen zum Einsatz.

Flexible Endoskope sind in Durchmessern von weniger als 1 mm bis etwa 12 mm erhältlich. Abgesehen von den extrem dünnen Instrumenten ist die Spitze des flexiblen Endoskops ablenkbar, bei Durchmessern von 5 mm und mehr in zwei Ebenen (vier Richtungen), darunter nur in einer Ebene (zwei Richtungen). Die Ablenkung erfolgt in der Regel mechanisch über Bowdenzüge, die über Handräder oder Hebel am Bedienteil des Endoskops (Okulargehäuse) betätigt werden; bei einem Fabrikat eines Videoendoskops wird die Spitze pneumatisch abgelenkt. So wird die gezielte Abtastung eines zu prüfenden Hohlraums ermöglicht. Flexible Endoskope mit optischer Bildübertragung werden in Längen bis zu etwa 6 m angeboten, Videoendoskope auch in größeren Längen, wobei allerdings die Ablenkung der Objektivspitze im allgemeinen nur bis zu Längen von etwa 6 m möglich ist.

3.2 Optische Kenndaten

3.2.1 Blickrichtung und Gesichtsfeldwinkel

Starre Endoskope werden mit verschiedenen *Blickrichtungen* angeboten; einige der gebräuchlichsten Blickrichtungen (die jedoch von den Programmen der einzelnen Hersteller abhängen) zeigt Bild 6. Man kann also auch mit einem starren Endoskop „um die Ecke“ oder sogar nach rückwärts sehen.

Streng zu unterscheiden von der Blickrichtung ist eine weitere wichtige Größe, nämlich der *Gesichtsfeldwinkel* des Endoskops (Bild 7). Er beschreibt, ob das Endoskop beispielsweise mit einem Weitwinkelobjektiv oder einem Normal-

oder Teleobjektiv bestückt ist. Blickrichtung und Gesichtsfeldwinkel zusammen bestimmen das Sichtfeld eines Endoskops.

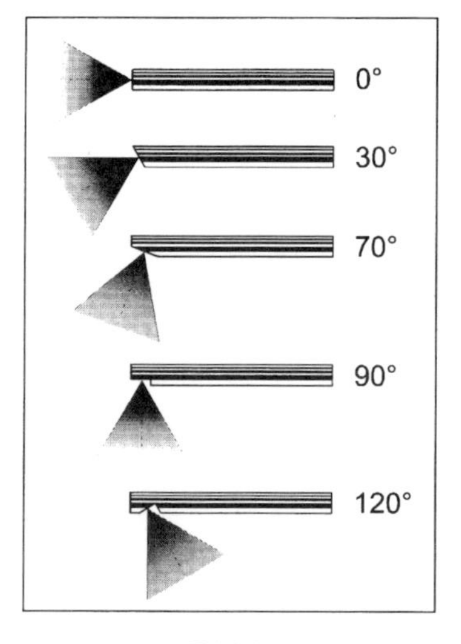

Bild 6

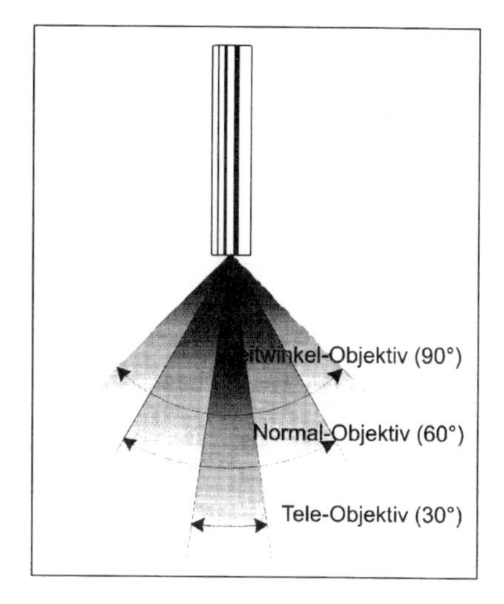

Bild 7

Da die Spitze eines flexiblen Endoskops ablenkbar ist, besitzen diese Instrumente normalerweise ein Objektiv mit der Blickrichtung 0°; eine ganze Reihe von Endoskoptypen bietet jedoch die Möglichkeit, das Standardobjektiv auszutauschen gegen ein Objektiv mit seitlicher Blickrichtung und/oder anderem Gesichtsfeldwinkel.

3.2.2 Vergrößerung *

Bevor man sich über den Vergrößerungsfaktor eines Endoskops unterhält, muß man sich darüber im klaren sein, was man überhaupt unter dem Begriff *Vergrößerung* versteht. Je nachdem, ob man nahe Gegenstände mit einer Lupe oder einem Mikroskop oder weit entfernte mit Fernrohr betrachtet, gelten für diesen Begriff unterschiedliche Definitionen. Bild 8 zeigt schematisch die Zusammenhänge.

Die *Lupenvergrößerung* gibt an, um wieviele Male ein Gegenstand, durch eine Lupe betrachtet, größer erscheint als mit bloßem Auge. Doch der Begriff „Größe eines Gegenstandes, mit dem bloßen Auge gesehen" ist völlig unklar: Unser Auge ist ja kein Meßinstrument, und letztlich beurteilen wir die Größe eines

* vgl. J. Reling, a.a.O., Seiten 38 - 40

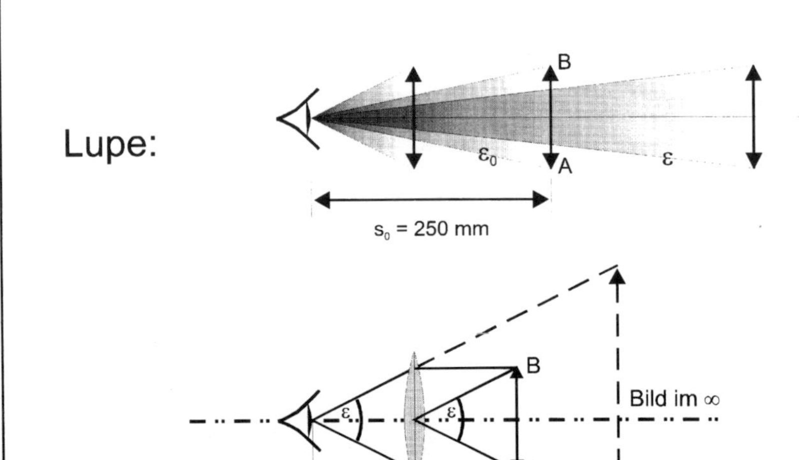

B
A
ε
ε
Bild im ∞
f
f

$$\text{Lupenvergrößerung } v_L = \frac{\text{Objektgröße mit Lupe}}{\text{Objektgröße in 25 cm Abstand ohne Lupe}} = \frac{s_0}{f}$$

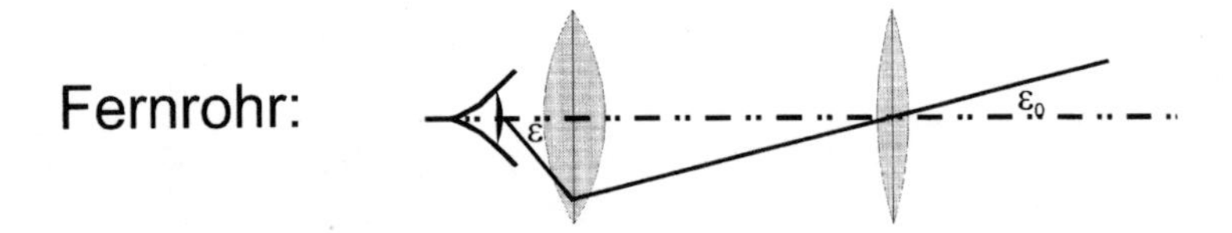

$$\text{Fernrohrvergrößerung } v_F = \frac{\text{Sehwinkel mit}}{\text{Sehwinkel ohne Fernrohr}} = \frac{\varepsilon}{\varepsilon_0}$$

Bild 8

Gegenstandes dadurch, daß wir ihn mit irgend etwas Bekanntem vergleichen (eine Tatsache, die doch manchmal zu erheblichen Fehleinschätzungen führen kann!). Je weiter entfernt ein Gegenstand ist, desto kleiner erscheint er uns. Um eine eindeutige Vergleichsbasis zu haben, muß man demnach einen bestimmten Abstand angeben; dieser Abstand ist die sog. *deutliche Sehweite* von 250 mm, für die *per definitionem* der Vergrößerungsfaktor gleich Eins gesetzt wird. Die *Lupenvergrößerung* gibt also an, um wieviel Mal ein Gegenstand mit Lupe größer erscheint als ohne Lupe in einem Abstand von 250 mm.

Anders beim Fernrohr: Hier will man ja gerade weit entfernte Dinge vergrößert betrachten, eine Definition des Vergrößerungsfaktors analog zur Lupe wäre also völlig sinnlos. Man vergleicht in diesem Fall besser die *Winkel*, unter dem wir den Gegenstand einmal mit und einmal ohne Fernrohr sehen

Der Vergrößerungsfaktor eines Endoskopes wird analog zur Lupenvergrößerung definiert. Das liegt auf der Hand, da man mit einem Endoskop in der Regel nahegelegene Objekte untersucht. Da aber ein Endoskop eine sehr große Tiefenschärfe hat, läßt sich (im Gegensatz zur Lupe) kein eindeutiger Vergrößerungsfaktor angeben, denn er ist eine Funktion des Abstandes. Zur Angabe des Vergrößerungsfaktors eines Endoskops gehört demnach *immer* zusätzlich die Angabe, wie weit der Gegenstand von der Spitze des Endoskops (wo das Objektiv sitzt) entfernt ist. Der Vergrößerungsfaktor v ist umgekehrt proportional zum Abstand d. Das Bild 9 zeigt den Verlauf des Vergrößerungsfaktors für zwei typische Fälle. Die *neutrale Distanz* d_0 ist definiert als derjenige Abstand, für den die Vergrößerung v = 1 ist, sie kennzeichnet also eindeutig das Vergrößerungsverhalten eines Endoskops.

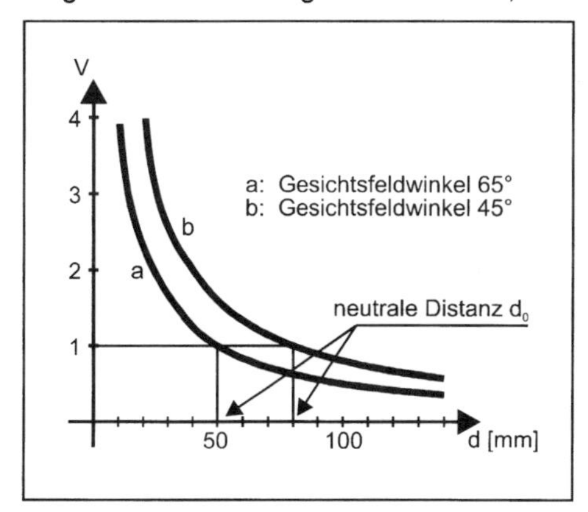

Bild 9

4 Endoskopisches Zubehör

Mit einem Endoskop allein läßt sich in den meisten Fällen noch nicht viel anfangen. Zunächst einmal gehört zu einer vollständigen endoskopischen Ausrüstung eine Beleuchtung. Denn der zu untersuchende Hohlraum ist normalerweise dunkel und muß beleuchtet werden. Was darüber hinaus noch zu einer endoskopischen Ausrüstung zählen kann, zeigt Bild 10.

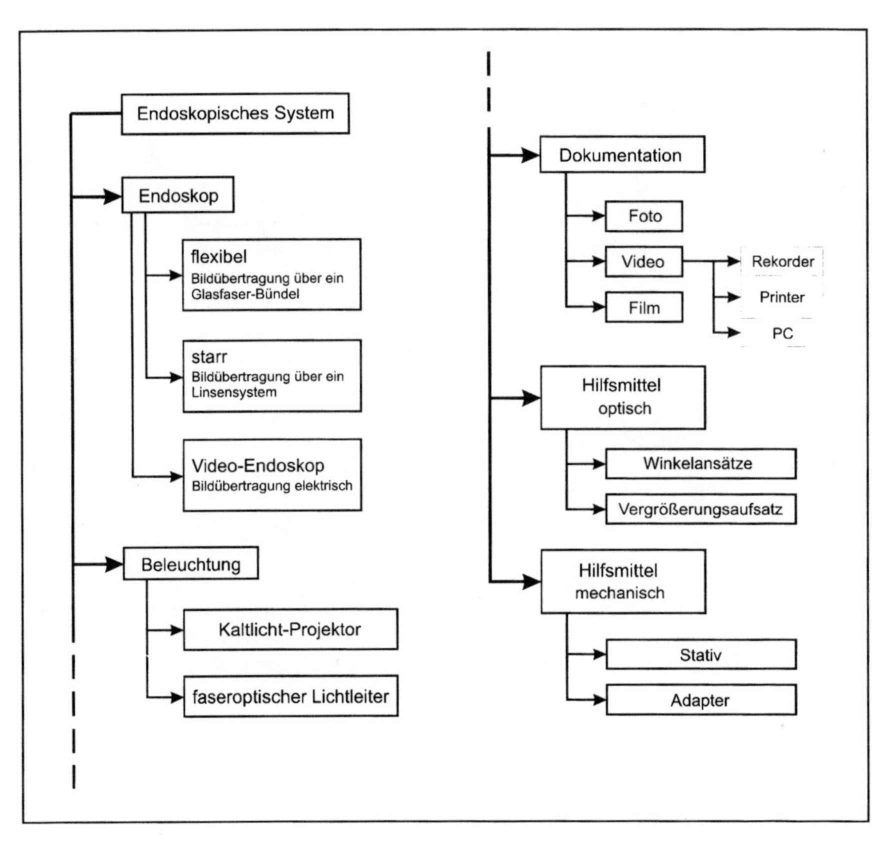

Bild 10

4.1 Beleuchtung

4.1.1 Warmlichtbeleuchtung

Bis Anfang der 60er Jahre ausschließlich, heute aber nur noch sehr selten im Gebrauch ist die sog. *Warmlichtbeleuchtung* (Bild 11). Hier befindet sich an der Spitze des Endoskops eine kleine Glühlampe zur Beleuchtung des Prüfobjekts. Gegenüber der im nächsten Abschnitt beschriebenen Kaltlichtbeleuchtung hat Warmlichtbeleuchtung zweifellos den Vorteil des geringeren Kaufpreises. Dem stehen jedoch einige gravierende Nachteile gegenüber: Zunächst einmal muß man mit hohen laufenden Kosten rechnen, denn die hier eingesetzten Miniatur-Glühlampen haben im allgemeinen eine verhältnismäßig geringe Lebensdauer und sind sehr teuer. Eine kleine Glühlampe erzeugt natürlich auch eine relativ niedrige Lichtstärke, und das bei einer starken Wärmeentwicklung – der Prüfraum wird also aufgeheizt. Dann braucht die Glühlampe Platz, sie vergrößert die „tote" Länge eines Endoskops um mindestens 1 bis 2 cm, weshalb bei solchen Endoskopen im allgemeinen auch nur seitliche Blickrichtungen möglich sind. Da die Glühlampe nicht feucht werden darf, kann ein Warmlicht-Endoskop auch nur in trockenen Räumen eingesetzt werden. Diese Nachteile haben dazu geführt, daß die Warmlichtbeleuchtung heute in der Endoskopie nur noch eine untergeordnete Rolle spielt. Glühlampenbeleuchtung ist allerdings zwingend notwendig bei starren Endoskopen in Modulbauweise, denn bei Längen von mehreren Metern wäre bei Einsatz einer Kaltlichtbeleuchtung der Lichtverlust durch Absorption in der Glasfaserlichtleitung und durch die vielen Koppelstellen sehr hoch.

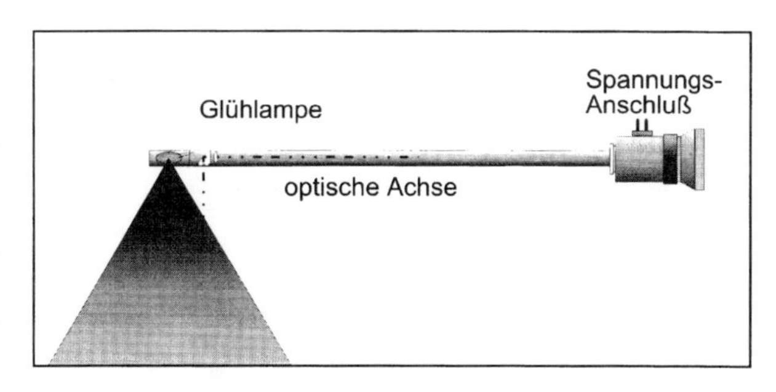

Bild 11

4.1.2 Kaltlichtbeleuchtung *

Diese Art der Beleuchtung hat sich heute in der Endoskopie allgemein durchgesetzt. Das Schema zeigt Bild 12. Das Licht wird in einem separaten Gerät,

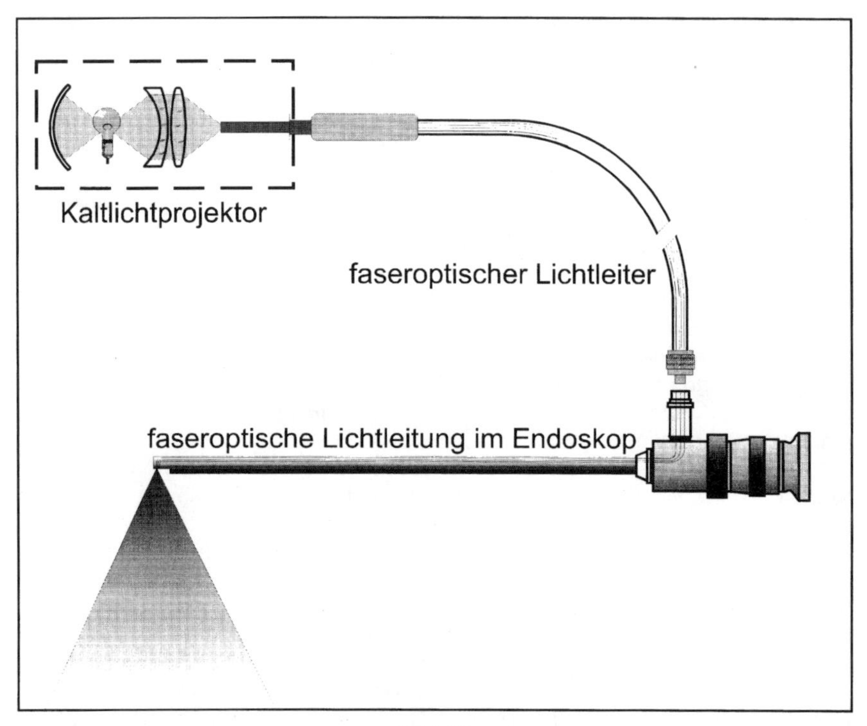

Bild 12

dem „Kaltlichtprojektor", außerhalb des Endoskops erzeugt; und es wird über einen faseroptischen Lichtleiter zum Endoskop übertragen. Im Endoskop befindet sich neben dem Bildübertragungssystem eine Glasfaserlichtleitung, die das Licht weiter zur Spitze des Endoskops leitet. Die Bezeichnung *Kaltlicht* weist darauf hin, daß die Lichtquelle, und das ist die Austrittsfläche des Lichts am Endoskop, trotz hoher Lichtintensität kalt ist (man beachte allerdings die Ausführungen im nächsten Abschnitt!). Das austretende Licht enthält keine nennenswerten Anteile an Ultraviolett- bzw. Infrarot- (d. h. Wärme-) Strahlung. Bei wenig Platzbedarf erzeugt die Kaltlichtbeleuchtung hohe Lichtintensitäten ohne wesentliche Erwärmung des Prüfobjekts, sie ist robust, unempfindlich

* vgl. J. Reling, a.a.O., Seiten 26 - 31

gegenüber höheren Umgebungstemperaturen und Feuchtigkeit und ermöglicht auch – unter Einhaltung einiger Vorsichtsmaßnahmen – endoskopische Untersuchungen in betriebswarmen oder explosionsgefährdeten Bereichen.

Als faseroptische Lichtleiter für die Übertragung des Lichts vom Projektor zum Endoskop stehen Glasfaser- oder Flüssigkeitslichtleiter zur Verfügung. Glasfaserlichtleiter enthalten ein Bündel aus Glasfasern, deren Endflächen optisch bearbeitet sind. Die Fasern gleichen im Aufbau den Fasern in einem flexiblen Endoskop, sie haben jedoch einen größeren Durchmesser (z. B. 70 µm). Flüssigkeitslichtleiter bestehen aus einem mit einer speziellen Flüssigkeit gefüllten Kunststoffschlauch, die Enden sind mit je einem Quarzstab abgeschlossen. Flüssigkeitslichtleiter haben eine etwas höhere Transmission als vergleichbare Glasfaserlichtleiter, sie übertragen auch das blaue Ende des sichtbaren Spektrums besser und sind auch für langwellige Ultraviolettstrahlung durchlässig. Dagegen stehen der deutlich höhere Preis und eine etwas geringere mechanische und thermische Belastbarkeit.

4.1.3 Vorsicht Kaltlicht! *

Der Begriff *Kaltlicht* suggeriert leider eine falsche Sicherheit. Das von einer Kaltlichtquelle ausgehende Licht kann zwar außerordentlich intensiv sein – Licht ist aber kein Körper und kann deshalb nicht *kalt* oder *warm* sein. Kalt ist und bleibt nur die eigentliche Kaltlicht-*Quelle*, und das ist die Austrittsfläche des Lichts aus einem faseroptischen Lichtleiter. Das sichtbare Licht ist eine Strahlung (und zwar eine elektromagnetische Strahlung in einem bestimmten Wellenlängenbereich) und ist somit eine Form von Energie. Wird diese Energie von einem Körper absorbiert, so wandelt sie sich dort in Wärme um. Moderne Kaltlichtquellen können so starke Lichtintensitäten erzeugen, daß manche Körper schmelzen, entflammen oder explodieren können, beim unvorsichtigen Umgang mit Kaltlicht kann es auch zu Blend- oder Brandverletzungen kommen!

4.2 Optische Zubehörinstrumente

Eine arbeitsfähige endoskopische Prüfeinrichtung besteht aus einem oder mehreren Endoskopen und der Beleuchtungseinrichtung. Die verschiedenen Anwendungen haben jedoch eine Fülle von optischen und mechanischen Hilfsmitteln entstehen lassen, die das Endoskopieren in vielen Fällen vereinfachen oder sogar erst ermöglichen. Im folgenden sollen hierfür einige Beispiele genannt werden.

---

* vgl. J. Reling, a.a.O., Seite 32

Winkelansätze (Bild 13), die mit dem Okular eines Endoskops verbunden werden, ermöglichen das Endoskopieren auch an solchen Stellen, an denen man zwar das Endoskop in den zu untersuchenden Hohlraum einführen kann, dann aber aus Platzmangel nicht mehr an das Okular des Endoskops herankommt. Ausgerüstet mit einem Strahlteiler, wird aus dem Winkelansatz ein *Mitbeobachtungsansatz* mit zwei Okularen, der die Beurteilung eines endoskopischen Befundes durch zwei Personen gleichzeitig ermöglicht. Bild 13 zeigt das Beispiel eines starren Mitbeobachtungsansatzes mit einem linsen-optischen Bildübertragungssystem zum Okular. Genausogut kann man natürlich einen faseroptischen Bildleiter einsetzen und erhält so einen flexiblen Mitbeobachtungsansatz, der allerdings das Bild nicht in seiner vollen Auflösung, sondern als Rasterbild entsprechend der Anzahl der im Bildleiter enthaltenen Glasfasern überträgt. Den Vorteil einer hohen Bildauflösung vereint mit einer guten Flexibilität bietet die sog. „Gliederoptik". Eine Gliederoptik enthält mehrere starre Bildübertragungssysteme, die mit Gelenken miteinander verbunden sind. Diese Gelenke sind ohne Anschlag jeweils um 360° drehbar und enthalten Spiegel, um das Bild von einem System in das nächste zu übertragen. Gliederoptiken werden z. B. benötigt, um ein Endoskop mit einer ortsfesten Video- oder Filmkamera zu verbinden; ein Beispiel hierfür zeigt Bild 34 auf Seite 52.

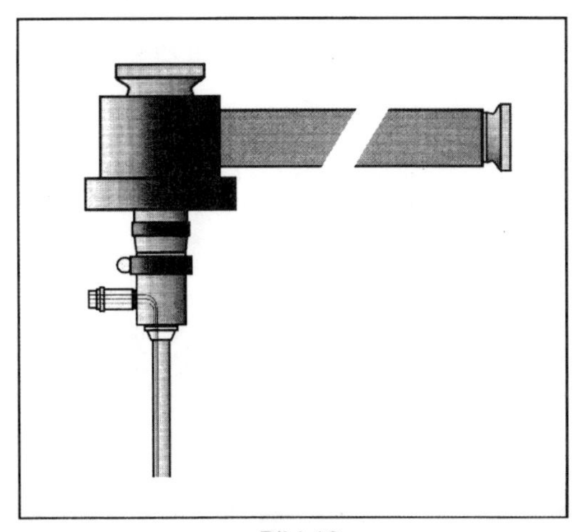

Bild 13

Weiterhin werden *Vergrößerungsaufsätze* angeboten, die das Bild eines Endoskops noch einmal vergrößern und damit (zumindest bei guten starren Endoskopen) auch die Detailerkennbarkeit noch einmal steigern. Auch *Binokularaufsätze* für beidäugiges Endoskopieren werden von einigen Herstellern angeboten.

4.3 Mechanische Zubehörinstrumente

Zu den mechanischen Hilfsmitteln zählen *Stative*, die die Endoskope in einer bestimmten Stellung fixieren, *Anschlagringe* für die Einführung der Endoskope bis zu einer bestimmten Tiefe und eine Vielzahl von *Adaptern*, z. B. zur Verbindung von Endoskopen mit Kameras oder zur Verbindung eines Endoskops mit einem Kaltlichtprojektor eines anderen Herstellers.

Durch zusätzliche *Kanäle im Endoskop* können auch Arbeitsinstrumente oder Meßsonden wie etwa Zangen, Magnete, Wirbelstromsonden, Ultraschallsonden etc. in den Prüfraum eingebracht werden. Zur Reinigung, Kühlung usw. lassen sich mit dem Endoskop auch Gase oder Flüssigkeiten in den Prüfraum einbringen. Ebenso können mittels des Endoskops Gase, Flüssigkeiten oder kleine Festkörper aus dem Prüfraum entnommen werden.

5 Sonderausführungen

Wenn auch in den meisten Fällen die oben beschriebenen *Standard*-Endoskope zur Durchführung der endoskopischen Prüfungen ausreichend sind, so gibt es doch Anwendungen, die die Fertigung spezieller Endoskope erfordern. Die in Kapitel 7 behandelte „Endoskopie unter erschwerten Umgebungsbedingungen" erfordert in jedem Fall Endoskope in Spezialausführung. Zur Abrundung des Themas wollen wir uns hier auf zwei Beispiele beschränken.

5.1 Zerlegbare Endoskope

„Sie sind auch unter den Namen »zusammensetzbare« oder »verlängerbare« Endoskope bekannt. Es handelt sich hierbei um starre Endoskope im Baukastensystem. Die einzelnen Elemente sind zwischen 1 m und 2 m lang. Mit ihnen lassen sich Endoskope mit Längen von 10 m, 20 m oder noch mehr zusammensetzen. Verschiedene Objektiv- oder Okularköpfe komplettieren das System. Der Anwendungsbereich dieser Endoskope liegt naturgemäß bei der Qualitätskontrolle von langen Bauteilen (z. B. langen Rohren) oder bei Inspektionen von industriellen Großanlagen, z. B. in Kraftwerken".*

5.2 Endoskop mit indirekter Beleuchtung †

Bei den Standard-Endoskopen stimmen Licht- und Blickrichtung miteinander überein. Sind im Prüfraum stark reflektierende (z. B. metallische) Flächen vorhanden, so kann es passieren, daß sich die Lichtaustrittsfläche im Blickfeld spiegelt; das führt zu starken Überstrahlungen im Bild, die eine endoskopische Untersuchung erheblich beeinträchtigen können. In solchen Fällen kann es notwendig sein, Endoskope einzusetzen, deren Lichtführung sich von der bei Standard-Endoskopen unterscheidet. Das soll am Beispiel der Rohrprüfung erläutert werden:

Zur Beurteilung des Zustandes einer Rohrinnenwand werden Endoskope mit seitlicher Blickrichtung benötigt, denn diese geben die Details der Innenwand in stärkerer Vergrößerung wieder. Bei Einsatz von Standard-Endoskopen, bei denen die Beleuchtungsrichtung mit der optischen Blickrichtung überein-

* J. Reling, a.a.O., Seiten 23/24
† vgl. J. Reling, a.a.O., Seiten 56/57

stimmt, wird demnach das Licht von der Innenwand des Rohres direkt wieder in das Objektiv reflektiert. Die daraus resultierende Überstrahlung macht natürlich eine genaue Inspektion unmöglich. Für diese und ähnliche Prüfungen gibt es nun Endoskope, die zwar eine seitliche Blickrichtung haben, bei denen aber das Licht nahezu parallel zur optischen Achse des Endoskops austritt. Es fällt also streifend auf die zu untersuchende Fläche und erzeugt dadurch eine gleichmäßige Ausleuchtung. Eine streifende Beleuchtung macht außerdem auch kleinere Fehler deutlicher sichtbar (siehe Bild 14).

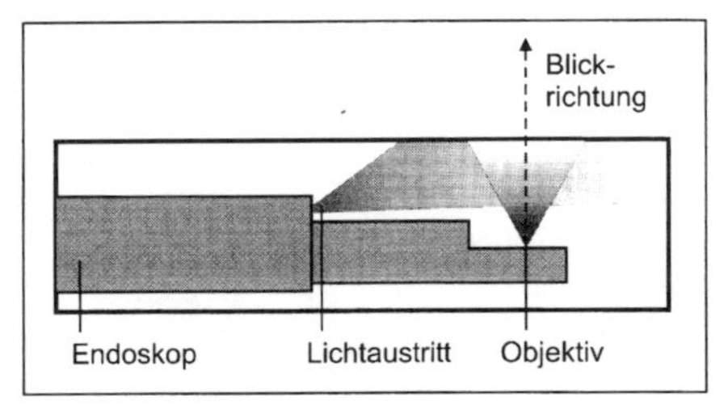

Bild 14

6 Dokumentation endoskopischer Befunde *

Auch in der technischen Endoskopie nimmt die Dokumentation der endoskopischen Befunde einen immer breiteren Raum ein. Lange Zeit allerdings war die Endoskopie eine rein visuelle Prüfung mit subjektiver Beurteilung, weil die für eine fotografische Dokumentation des Befundes notwendigen starken Lichtquellen einfach nicht zur Verfügung standen. Heute hat sich die Endoskopie zu einem objektiven Prüfverfahren entwickelt, mit dem sich über Jahre hinweg der Zustand eines Teiles endoskopisch verfolgen läßt. Das ist beispielsweise für Dauerversuche oder zur Beweissicherung sehr wichtig. Im Prinzip läßt sich mit einem Endoskop ähnlich fotografieren oder filmen wie mit anderen Vorsatzlinsen auch, es sind wegen der besonderen Eigenschaften der Endoskope aber zwei Dinge zu beachten:

1. Das Bild im Endoskop ist nur wenige Millimeter, bei manchen Typen sogar weniger als 1 mm, groß. Dieses Bild muß also stark vergrößert werden, um es in vernünftiger Größe auf einen Film oder einen Fernseh-Monitor darzustellen. Der Vergrößerungsfaktor hängt (außer natürlich vom Endoskop selbst) nur von der Brennweite des Kameraobjektivs ab (bei Videokameras auch noch von der Größe der Aufnahmefläche). Jede Vergrößerung reduziert aber die Bildhelligkeit, da die zur Verfügung stehende Lichtmenge konstant ist, aber die Fläche des Bildes größer wird. Zur endoskopischen Dokumentation werden also leistungsstarke Lichtquellen benötigt.

2. Wenn auch die Dokumentationen endoskopischer Befunde mit Foto- oder Videokameras nicht unbedingt dem Anspruch künstlerischer Meisterwerke genügen müssen, so spielt doch hier wie dort die richtige Ausleuchtung des Objektes eine wichtige Rolle. Beim Endoskop haben wir aber nicht die Freiheit, die Lichtführung beliebig zu wählen: Die Lichtleitung ist fest im Endoskop eingebaut, und der Lichtaustritt befindet sich in unmittelbarer Nähe des Endoskopobjektivs. Außerdem ist die Lichtquelle fast punktförmig, die Beleuchtungsstärke nimmt also mit dem Quadrat des Abstandes ab. Soll beispielsweise ein in der Tiefe etwa 5 cm großer Bereich endoskopisch untersucht und fotografiert werden und befindet sich der Vordergrund in Abstand von 5 mm vom Endoskopobjektiv, so beträgt die Beleuchtungsstärke am Ende des Bereiches gerade mal noch 1 % der Beleuchtungsstärke in 5 mm Abstand – ein Kontrastumfang, den ein fotografischer Film schwerlich überbrücken kann. Entweder ist der Vordergrund überbelichtet oder der Hintergrund unterbelichtet. In der Praxis ist das zwar nicht ganz so kritisch, wie es hier erscheint, denn

* vgl. J. Reling, a.a.O., Seiten 48/49, 55/56

das von den Wänden des zu untersuchenden Hohlraumes reflektierte Streulicht erhöht die Grundhelligkeit. Trotzdem sollten die wichtigen Bildelemente nicht allzu weit in der Tiefe gestaffelt sein.

6.1 Foto *

Fotografie mit Endoskopen ist nur mit einäugigen Spiegelreflexkameras möglich. Die Sucherscheibe sollte unbedingt ausgetauscht werden gegen eine Klarglasscheibe mit Einstellhilfe (Fadenkreuz o. ä.). Das endoskopische Bild wird durch das Kamera-Objektiv in der Regel mindestens 10fach vergrößert, die Bildhelligkeit sinkt damit auf 1 % der ursprünglichen Helligkeit (oft auf noch sehr viel weniger) und kann deshalb auf einer normalen Sucher-Streuscheibe nicht mehr wahrgenommen werden.

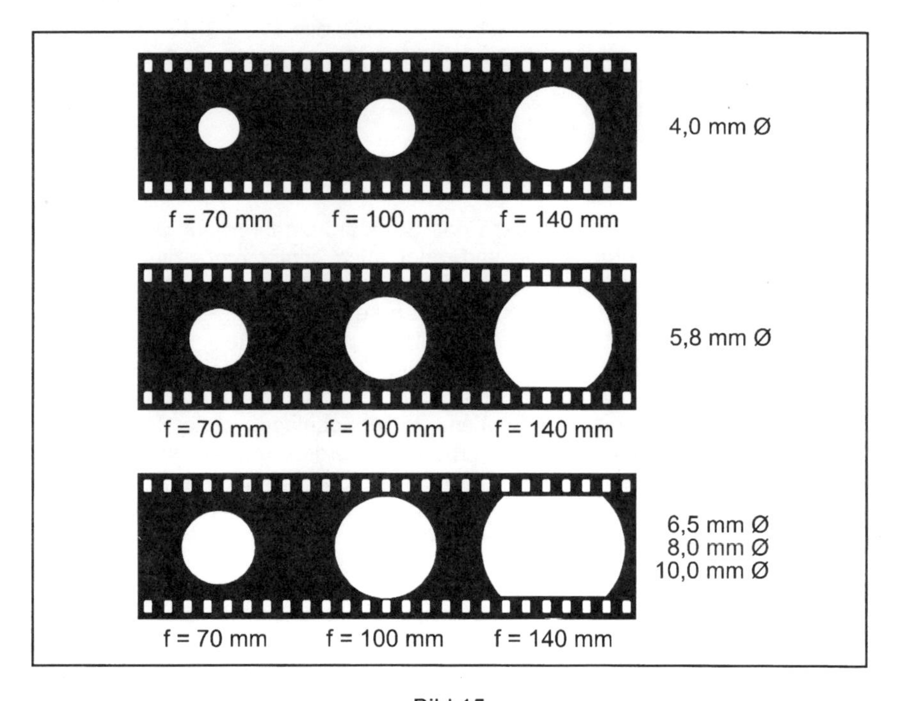

Bild 15

* vgl. J. Reling, a.a.O., Seiten 50 - 52

Zur Fotografie mit Endoskopen können ohne weiteres die zur jeweiligen Kamera gehörenden Objektive verwendet werden. Das Endoskop wird, ähnlich wie eine Vorsatzlinse, vor dem Objektiv angebracht; hierzu dienen mechanische Adapter, die in das Filtergewinde des Objektivs eingeschraubt werden. Bei der Wahl des Objektivs ist zu beachten, daß eine längere Brennweite zwar das Filmformat besser ausnutzt, aber auch den Lichtbedarf für ein richtig belichtetes Foto erhöht. Bei Kleinbildkameras ist ein leichtes Teleobjektiv mit einer Brennweite um 100 mm im allgemeinen eine geeignete Wahl. Von den Endoskop-Herstellern werden jedoch auch spezielle Zoom-Objektive angeboten, die den für endoskopische Aufnahmen erforderlichen Brennweitenbereich (etwa 50 mm bis 150 mm) abdecken. Zur Beleuchtung gibt es endoskopische Blitzgeräte (natürlich ebenfalls mit Lichtübertragung über faseroptische Lichtleiter). Bei ruhenden Objekten, wie es im Bereich der technischen Endoskopie häufig der Fall ist, können zur Beleuchtung auch die normalen Kaltlichtprojektoren verwendet werden; dann ist allerdings die Belichtungszeit so lang, daß die Verwendung eines Stativs unumgänglich ist. Bild 15 zeigt für einige ausgewählte Endoskopdurchmesser und Brennweiten einige typische Werte für die Größe des endoskopischen Bildes auf einem Kleinbildfilm.

6.2 Video *

Die Videotechnik ist heute praktisch das Standardverfahren zur Dokumentation endoskopischer Befunde, sie verdrängt auch immer mehr die Fotodokumentation. Die Vorzüge liegen klar auf der Hand: Durch die hohe Lichtempfindlichkeit moderner Videokameras werden keine außergewöhnlichen Anforderungen an die Lichtstärke der Kaltlichtprojektoren gestellt, endoskopische Befunde können am Monitor von zahlreichen Betrachtern gleichzeitig beurteilt werden, und die Befunde lassen sich bequem und unmittelbar auf Videoband speichern oder auf Papier ausdrucken. Da Videoanlagen ohne Schwierigkeiten auch mit Personalcomputern verbunden werden können, stehen dieser Technik alle Möglichkeiten der digitalen Bildspeicherung und -verarbeitung zur Verfügung, wie z. B. Archivierung der Befunde in Datenbanken oder Übertragung der Befunde an jeden beliebigen Ort.

Die Videokameras für die Endoskopie sollten für den Einsatz von Wechselobjektiven ausgerüstet sein (der Standard-Objektiv-Anschluß ist das sog. *c-mount-Gewinde*), denn die handelsüblichen Varioobjektive mit ihrem großen Brennweitenbereich können in aller Regel nicht mit Endoskopen verwendet werden. Sie erzeugen häufig eine ringförmige Abschattung (Vignettierung) des endoskopischen Bildes, es können also wichtige Bildelemente dadurch verloren gehen. Zu empfehlen sind deshalb die von den Endoskopherstellern an-

* vgl. J. Reling, a.a.O., Seiten 59 - 62

gebotenen Spezial-Vario-Objektive oder Objektive mit festen Brennweiten. Geeignete Brennweiten liegen etwa im Bereich von 20 mm bis 70 mm, abhängig vom Endoskoptyp sowie von der Größe des lichtempfindlichen Elements in der Kamera.

6.3 Film

„Die Bedeutung der endoskopischen Kinematografie hat in den letzten Jahren, zugunsten der einfacher zu handhabenden Videotechnik, abgenommen. Sie spielt nur noch in den Bereichen eine Rolle, in denen die Filmtechnik der Videotechnik noch überlegen ist, z. B. bei Hochgeschwindigkeitsaufnahmen."*

* J. Reling, a.a.O., Seite 62

7 Endoskopie in der Praxis

Im technisch-industriellen Bereich ist fast kein Gebiet zu finden, in dem nicht Endoskope effektiv und nutzbringend angewendet werden könnten. Wichtige Anwendungsbereiche sind beispielsweise die Luftfahrt-, Automobil- und Schiffahrtstechnik, der Maschinenbau, Gebäude- und Denkmals-Inspektion und das weite Feld der Qualitätskontrolle und Qualitätssicherung. Unbestritten der wichtigste Bereich ist die Luftfahrt: hier sind Endoskope absolut unentbehrliche Prüfgeräte. Wegen der hohen Sicherheitsanforderungen muß, beispielsweise, der Zustand eines Strahltriebwerks zu jedem Zeitpunkt bekannt sein, und es ist aus Zeit- und Kostengründen schlichtweg undenkbar, nur wegen einer Inspektion ein Triebwerk zu demontieren. So haben heute alle modernen Triebwerke eine Unzahl von Bohrungen, die „nur" der endoskopischen Prüfung des Triebwerks im eingebauten Zustand dienen.

Das Endoskop wird hierbei als ein Prüfmittel eingesetzt, das Schäden (oder auch nur Erscheinungen, die später einmal zu Schäden werden können) im Frühstadium entdecken kann. Ganz allgemein gilt: je komplizierter ein technisches Aggregat ist, und damit je anspruchsvoller es in der Wartung und je teurer eine eventuelle Reparatur ist, desto wichtiger wird das Endoskop für eine regelmäßige Kontrolle dieses Aggregates.

Aber auch, wenn bereits ein Schaden eingetreten ist, kann das Endoskop in sehr vielen Fällen wesentliche Hilfe bei der Lokalisierung des Schadens leisten, was dann wiederum eine gezielte und effektive Reparatur ermöglicht. Ein Beispiel aus einem ganz anderen Bereich ist die endoskopische Untersuchung sanierungsbedürftiger Bauwerke oder Baudenkmäler. Mit Endoskopen ist hier eine schonende und doch nahezu umfassende Untersuchung der Bausubstanz möglich, um die Sanierungsmaßnahmen gezielt planen zu können.

In vielen Fällen unentbehrlich, in jedem Fall aber sehr vielseitig ist der Einsatz von Endoskopen im Bereich der Qualitätssicherung. Unterstützung bei der Einrichtung von Werkzeugmaschinen, visuelle Kontrolle von unzugänglichen Bereichen bei der Endkontrolle von Geräten, Untersuchung der Konsistenz von Hohlraumversiegelungen und anderen Korrosionsschutzmaßnahmen sollen nur einige Beispiele sein.

7.1 Kriterien für die Auswahl einer geeigneten Endoskopieausrüstung

Leider gibt es kein „Universalendoskop", das für alle denkbaren Anwendungen gleichermaßen gut geeignet wäre. In einer ganzen Reihe von Bereichen hat sich die Prüfung mit Endoskopen allerdings schon so weit etabliert, daß hierfür Ausrüstungen mit einem festgelegten Umfang angeboten werden, sog. „Standardsätze". So gibt es Endoskopsätze für die Prüfung der verschiedensten Flugzeugtriebwerke, zur Prüfung von Kfz-Motoren, auch für die Bausubstanzuntersuchung werden Standardsätze angeboten usw. Trotzdem läßt sich auch ein Endoskopsatz „für allgemeine Anwendungen" definieren, mit dem man einen großen Teil der allgemein anfallenden Prüfaufgaben abdecken kann. Dieser Satz könnte beispielsweise aus zwei starren Endoskopen mit verschiedenen Blickrichtungen und/oder verschiedenen Gesichtsfeldwinkeln und einem flexiblen Endoskop bestehen. Für spezifische Inspektionsaufgaben kommt man aber nicht umhin, aus der Vielzahl der verschiedenen Endoskoptypen (viele Hundert!) das geeignete auszuwählen.

Die ersten Überlegungen zur Auswahl sind:

- Wo liegt der zu untersuchende Bereich?
- Wie groß ist (etwa) dieser Bereich?
- Wie ist der Zugang?

Um gleich mit der letzten Frage anzufangen: Ist der Zugang zu dem zu untersuchenden Hohlraum gekrümmt, so ist der Einsatz eines flexiblen Endoskops notwendig. Ist der Zugang geradlinig, so wird man in aller Regel starre Endoskope vorziehen.

7.1.1 Starre Endoskope

Die verschiedenen Typen starrer Endoskope unterscheiden sich voneinander im wesentlichen durch

- das Sichtfeld: *Blickrichtung und Gesichtsfeldwinkel* und
- die Dimensionen: *Durchmesser und Arbeitslänge.*

Sind Lage und Größe des zu untersuchenden Bereiches bekannt, so ist es nicht schwer, das Endoskop mit dem geeigneten Sichtfeld auszuwählen. Bezüglich der Dimensionen gilt: Durchmesser so groß wie möglich und Arbeitslänge so klein wie möglich. Je größer der Durchmesser ist, desto größer und lichtstärker ist auch das endoskopische Bild. Je länger ein Endoskop ist, desto mehr optische Elemente enthält es, was sich natürlich auch deutlich im Preis bemerkbar macht. Man wird deshalb das Endoskop nicht länger wählen, als es für den vorgesehenen Anwendungszweck notwendig ist.

Die Überlegungen zur Auswahl eines geeigneten Endoskops lassen sich vielleicht am besten an einem praktischen Beispiel verdeutlichen. Wir wählen hierzu die Inspektion des Verbrennungsraumes eines Kfz-Ottomotors (siehe Bild 16). Die Vorgaben sind:

- Sichtfeld: Gesamter Verbrennungsraum (Kolbenboden, Lauffläche, Ventile)
- Zugang: Zündkerzenbohrung.

Die Zündkerzenbohrung hat einen Durchmesser von 14 mm, wir entscheiden uns deshalb zunächst einmal für ein Endoskop mit einem Durchmesser von 8 mm oder 10 mm. Da der Verbrennungsraum ein ziemlich enger Hohlraum ist, der vollständig inspiziert werden soll, sollte das Endoskop mit einem Weitwinkelobjektiv ausgerüstet sein. Zur Blickrichtung: Der Kolbenboden, der ja der Zündkerzenöffnung nahezu gegenüber liegt, würde eine Geradeausblickrichtung erfordern, die Inspektion der Lauffläche eine schräg seitliche (70°) und die der Ventile eine Blickrichtung nach rückwärts (120°). Mit drei Endoskopen mit den entsprechenden Blickrichtungen läßt sich also diese Prüfaufgabe lösen. Es ist allerdings nicht die optimale Lösung. Zuerst können wir versuchen, ein Endoskop einzusparen, indem wir zur Inspektion des Kolbenbodens kein Endoskop mit der Blickrichtung von 0° wählen, sondern eines mit 30°. Möglicherweise liegt mit diesem Endoskop der Kolbenboden nicht mehr komplett im Sichtfeld. Da aber bei einem Weitwinkelobjektiv mit einem Gesichtsfeld von mindestens 60° die Geradeausrichtung im Sichtfeld des 30°-Endoskops enthalten ist, können wir durch Drehen des Endoskops den Kolbenboden vollständig „abtasten“. Wir haben weiterhin die Möglichkeit, statt des 70°-Endoskops eines mit 90° Blickrichtung zu nehmen, denn die Sichtfelder der beiden Endoskope überlappen sich. Das 90°-Endoskop hat zudem ein genügend großes Sichtfeld nach rückwärts, so daß auch die Ventile ins Blickfeld kommen. Es geht aber noch einfacher: Wählt man einen geringeren Durchmesser und nutzt die damit größere Bewegungsfreiheit innerhalb der Zündkerzenbohrung aus, kann man die gestellte Aufgabe mit nur einem Endoskop lösen. Dieses hat einen Durchmesser von 6,5 mm, eine Blickrichtung von 70° und ein Weitwinkelobjektiv mit 90° Gesichtsfeldwinkel.

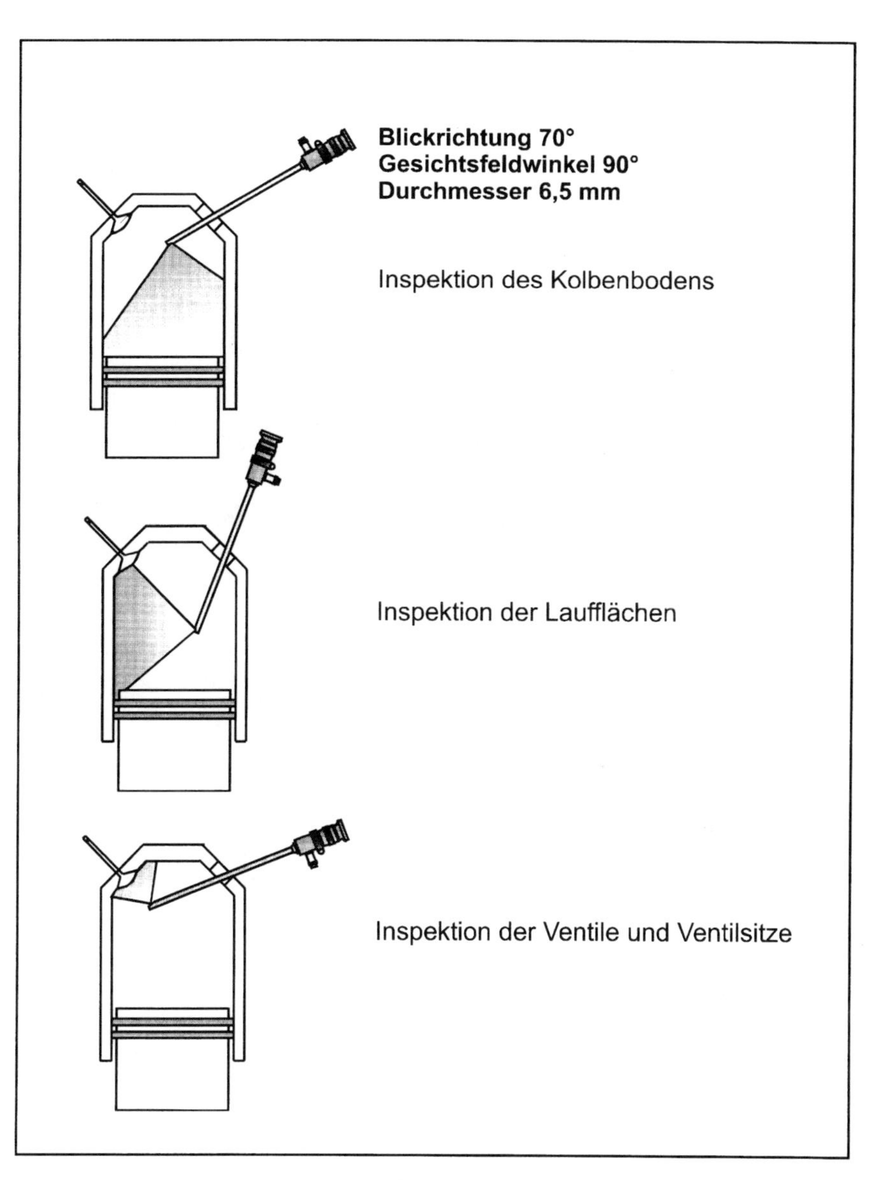
Blickrichtung 70°
Gesichtsfeldwinkel 90°
Durchmesser 6,5 mm
Inspektion des Kolbenbodens
Inspektion der Laufflächen
Inspektion der Ventile und Ventilsitze

Bild 16

7.1.2 Flexible Endoskope

Ist der zu untersuchende Hohlraum nicht auf geradem Wege zu erreichen, ist der Einsatz von flexiblen Endoskopen notwendig. Wie vorhin bereits gesagt, gibt es sie von „ganz dünn" bis zu Durchmessern im Zentimeterbereich. Grob gesagt: Je größer der Außendurchmesser eines flexiblen Endoskops ist, desto größer ist auch der aktive Durchmesser des faseroptischen Bildleitbündels und desto größer ist demnach auch die Bildauflösung. Flexible Endoskope verlangen etwas mehr Sorgfalt bei der Handhabung als starre. Im Gegensatz zu den starren Endoskopen besitzen sie Elemente, die einem Verschleiß unterliegen: sie haben mechanisch bewegte Teile, um die Objektivspitze abzulenken, die Außenhaut ist nicht so robust, und im Gebrauch passiert es hin und wieder, daß die eine oder andere Glasfaser innerhalb des Bildleitbündels bricht. Gebrochene Fasern äußern sich als schwarze Punkte im Bild des Endoskops. Reparaturen, die einen Ersatz des Bildleitbündels erfordern, sind sehr teuer.

7.2 Endoskopie unter erschwerten Umgebungsbedingungen

Obwohl Endoskope optische Präzisionsinstrumente sind, so sind sie doch für einen Einsatz im technisch-industriellen Bereich außerordentlich robust. Der Schaft eines starren Endoskops besteht aus Edelstahl, und somit ist das starre Endoskop auch beständig gegenüber allen Materialien, die Edelstahl und die optischen Elemente (Glas und Kitt) nicht angreifen. Flexible Endoskope sind etwas anspruchsvoller; besonders der hochflexible Gummischlauch an der (beweglichen) Spitze des Endoskops ist ein empfindliches Teil. Kaltlichtendoskope sind wasserdicht und können ohne besondere Schutzmaßnahmen auch höheren Drücken ausgesetzt werden (etwa 5 bar bei starren Endoskopen, bei flexiblen allerdings nur wenig über dem Normaldruck). Ohne weitere Maßnahmen können Endoskope auch höheren Temperaturen bis etwa 100 °C ausgesetzt werden, allerdings nicht gleichzeitig mit erhöhten Drücken.

Durch zusätzliche Schutzmaßnahmen lassen sich jedoch viele vom Instrument vorgegebenen Grenzen überschreiten. Solche Schutzmaßnahmen bestehen grundsätzlich aus einem Mantel, welcher die Umgebungsbedingungen vom eigentlichen Endoskop trennt. Die konstruktive Ausführung hängt immer sehr stark vom jeweiligen Anwendungsfall ab und kann im Einzelfall außerordentlich aufwendig sein. Im folgenden sind einige Beispiele genannt.

7.2.1 Hohe Drücke

Das Endoskop wird mit einem druckfestem Rohr umgeben. Kritische Stellen sind die Abdichtungen zum Endoskop sowie das Fenster an der Spitze des Rohres. Die Beleuchtung muß getrennt geführt werden, denn es ist nicht möglich, durch das gleiche Fenster, durch das beobachtet wird, zu beleuchten; die dann auftretenden Mehrfachreflexionen würden zu Überstrahlungen führen und den Bildkontrast so stark beeinträchtigen, daß Inspektionen nicht mehr durchgeführt werden könnten. Druckfeste Rohre können leider nicht flexibel ausgeführt werden.

7.2.2 Hohe Temperaturen

Der Einsatz von starren Endoskopen bei hohen Temperaturen erfordert eine effektive Kühlung des Endoskops. Das ist dann verhältnismäßig einfach, wenn das Kühlmedium in den Prüfraum eingeblasen werden kann. Das Endoskop erhält ein zusätzliches Rohr aus temperaturfestem Material, und durch den sich dann bildenden ringförmigen Spalt wird z. B. Luft mit hohen Druck geblasen. Auf diese Weise sind endoskopische Untersuchungen bei Umgebungstemperaturen von mehr als 1000 °C möglich.

Ist es nicht möglich, das Kühlmedium in den Prüfraum einzubringen (und das ist leider die Regel), so muß das Endoskop mit mehreren konzentrischen Rohren umgeben werden, durch die das Kühlmittel zu- und abgeführt werden kann. Bezüglich der Fensters in der Nähe des Endoskopobjektivs gilt das gleiche, wie in dem Abschnitt „Hohe Drücke“ gesagte. Die Verarbeitung ist wegen der hohen Temperaturen nur sehr viel schwieriger, denn das Fenster kann nicht verkittet werden, da die optischen Kitte Temperaturen über ca. 150 °C nicht standhalten. Überhaupt stellen die extremen Temperaturgradienten von vielen Hundert Grad Celsius auf nur wenigen Millimetern hohe Anforderungen an die Verarbeitung der Kühlvorrichtungen.

Wirkungsvolle Kühlvorrichtungen lassen sich ebenfalls nur für starre Endoskope fertigen. Flexible Kühlschläuche zur Kühlung von flexiblen Endoskopen lassen nur Umgebungstemperaturen von 200 °C bis 300 °C zu.

7.2.3 Kernstrahlung

Die allermeisten optischen Gläser, die zum Bau von optischen Geräten verwendet werden, sind gegenüber Kernstrahlung nicht beständig. Setzt man diese Geräte radioaktiver Strahlung aus, so dunkeln die in ihnen enthaltenen Gläser mehr oder weniger schnell nach und werden undurchsichtig. Es gibt zwar eine Reihe von Spezialgläsern, die kernstrahlungsbeständig sind, aber die Variationsbreite in den optischen Daten dieser Gläser ist so gering, daß sich mit ihnen keine für alle Anwendungszwecke ausreichende Palette optisch hochwertiger Endoskope berechnen läßt. Aber immerhin bietet sich damit doch die Möglichkeit, für spezielle Fälle brauchbare Endoskope zu fertigen, die sich z. B. im Reaktorbereich einsetzen lassen. Meist handelt es sich um trennbare Endoskope größerer Länge.

7.2.4 Prüfung in explosionsgefährdeten Bereichen

Endoskope mit Kaltlichtbeleuchtung ermöglichen auch die Inspektion innerhalb von explosionsgefährdeten Bereichen, wie z. B. von Kraftstofftanks oder Triebwerken. Mit diesen Endoskopen wird ja keine elektrische Leitung und keine heiße Glühlampe in den Hohlraum eingeführt, was zu einer Explosion führen könnte.

Trotzdem sind neben den üblichen Regeln für den Umgang in explosionsgefährdeten Bereichen noch einige Besonderheiten zu beachten. Der Kaltlichtprojektor selbst ist normalerweise nicht explosionsgeschützt und muß deshalb an einem Platz außerhalb des explosionsgefährdeten Bereiches aufgestellt werden. Die Herstellung eines explosionsgeschützten Kaltlichtprojektors erfordert einen hohen technischen Aufwand, der nur in Ausnahmefällen gerechtfertigt ist.

Aber auch das „Kaltlicht" selbst darf nicht ganz vergessen werden: wie bereits in Abschnitt 4.1.3 ausgeführt, kann bei Verwendung von Hochleistungsprojektoren allein das aus einem Lichtleiter austretende Licht intensiv genug sein, um in der unmittelbaren Nähe befindliche, absorbierende Stoffe bis zum Schmelz- oder Entflammungspunkt aufzuheizen.

7.3 Messen mit dem Endoskop *

Ein Endoskop ist eine Sehhilfe, ein optisches Instrument, aber zunächst einmal kein Meßinstrument. Es lassen sich jedoch zusammen mit dem Endoskop miniaturisierte Meßsonden (z. B. Thermoelemente, Ultraschallsonden oder Wirbelstromsonden) in den Prüfraum einbringen.

Eine der wichtigsten Meßaufgaben wird aber immer die Längenmessung sein. Denn vielfach besteht die Notwendigkeit, Strukturen im Sichtfeld des Endoskops nicht nur qualitativ zu beurteilen, sondern auch quantitativ zu messen (z. B. die Länge eines Risses). Eine einfache Möglichkeit zeigt Bild 17: Eine Linie wird vermessen, indem das Endoskop vom Anfangs- zum Endpunkt der Linie verschoben wird. Ein Fadenkreuz o. ä. im Endoskopokular dient als Positionierhilfe. Aber im strengen Sinn ist das gar keine endoskopische Messung, sondern eine mechanische; es wird eigentlich auch gar nicht die Länge einer Linie gemessen, sondern die direkte Distanz der Projektion zweier Punkte auf eine senkrecht zur optischen Achse liegenden Ebene.

---

* vgl. J. Reling, a.a.O., Seiten 45 - 47

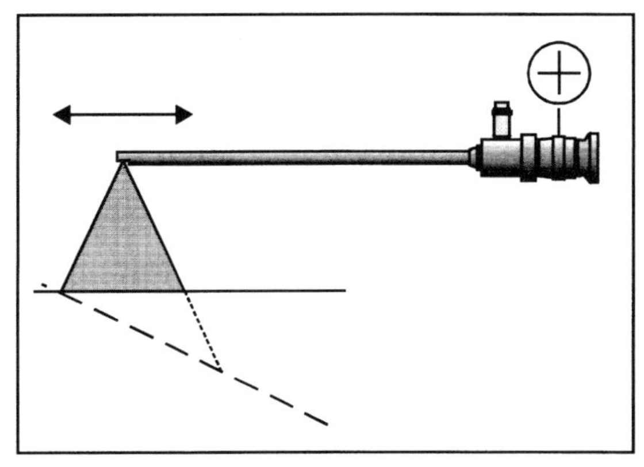

Bild 17

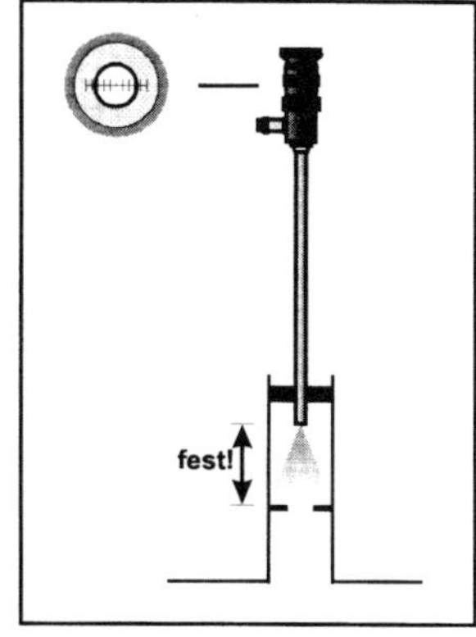

Bild 18

In allen anderen Fällen haben wir nun das Problem, daß der Vergrößerungsfaktor (oder besser: der Abbildungsmaßstab) eines Endoskops nicht konstant ist, sondern davon abhängt, wie weit das zu messende Objekt vom Endoskop entfernt ist. Um mit dem Endoskop messen zu können, muß also entweder dieser Abstand bekannt sein, oder es muß sich in der Nähe des zu messenden Objektes ein Objekt mit bekannten Abmessungen (ein „Referenzobjekt") befinden. In der Praxis kommen hin und wieder Fälle vor, in denen sich das Endoskop immer in derselben Stellung zum Prüfobjekt befindet (Bild 18). In solchen Fällen kann das Endoskop mit einer entsprechend kalibrierten Strichplatte im Okular ausgerüstet werden.

Im allgemeinen aber müssen Referenzmaße im Prüfraum vorhanden sein oder von außen eingebracht werden. Im einfachsten Fall kann das ein mechanischer Maßstab sein oder eine bekannte Struktur in der Nähe des zu messenden Objekts.

Darüber hinaus gibt es aufwendigere Verfahren, mit denen beispielsweise eine bestimmte optische Struktur auf die zu messende Oberfläche projiziert wird. Aus Lage und Verformung dieser Struktur wird der Abstand und die Oberflächengestalt des zu messenden Objekts berechnet. Diese Verfahren erfordern einen Rechner, sie sind technisch sehr aufwendig und damit auch verhältnismäßig teuer.

H. Flögel

Strömungs- und Verbrennungsuntersuchungen in Motoren mit Hilfe von Endoskopen

Endoskope (auch „Boroskope" genannt) werden im technischen Bereich vorwiegend für optische Prüfungen von Teilen oder Bereichen eingesetzt, die dem menschlichen Auge nicht direkt zugänglich sind. Bei Wartungs-, Prüf- und Servicearbeiten können so Hohlräume wie z. B. Zylinder von Verbrennungsmotoren inspiziert und auf mögliche Schäden untersucht werden. Durch die kleinen Abmessungen der Endoskope taucht auch bei der Motorenentwicklung vermehrt der Wunsch auf, die im Saugrohr und Zylinder ablaufenden Gemischbildungs- und Verbrennungsvorgänge sichtbar zu machen und mit Hilfe dieser Informationen den Motorbetrieb zu verbessern. Ziel dieser Verbesserungen ist die Einsparung von Kraftstoff und die Reduzierung von Emissionen.

Für zeitlich hochaufgelöste Gemischbildungs- und Verbrennungsuntersuchungen werden bisher spezielle Einzylinder-Aggregate aufgebaut, die mit Glaszylindern oder Kolbenlinsen ausgestattet werden. Mit Hilfe von Endoskopen könnten derartige Untersuchungen mit nur geringfügig abgeänderten herkömmlichen Serienmotoren durchgeführt werden. Dies würde zu einer enormen Kostensenkung und einer besseren Anpassung an die realen im laufenden Motor vorliegenden Bedingungen führen.

Aus diesen Gründen wurden die Einsatzmöglichkeiten von starren Endoskopen zur Beobachtung von Gemischbildungs- und Verbrennungsvorgängen in Verbrennungsmotoren durchgeführt, über deren Ergebnisse berichtet wird.

Vor Beginn von endoskopischen Untersuchungen in Verbrennungsmotoren müssen Randbedingungen hinsichtlich zeitlicher Auflösung, Lichtstärke und Auflösungsvermögen der einzusetzenden Endoskope ermittelt werden, um geeignete Geräte und Gerätekonfigurationen für die Untersuchungen auswählen zu können.

8.1 Zeitliche Auflösung

Für übliche technische Inspektions- und Schadensuntersuchungen mit Endoskopen steht genügend Zeit zur Verfügung, um den Schadensfall auf Video oder Film als stehendes Bild aufzuzeichnen und später genauer auszuwerten. Bei Videoaufnahmen stehen dem Beobachter 20 ms bis 40 ms (Halbbild oder Vollbild) für die Belichtung und Aufzeichnung eines Videobildes zur Verfügung, bei der Verwendung von herkömmlichen Kleinbildkameras kann die Belichtungszeit bis zu mehreren Sekunden pro Bild betragen.

Eine Zeitspanne von 20 ms erscheint sehr kurz, bei einer Drehzahl von 1500 U/min führt ein Verbrennungsmotor in dieser Zeitspanne jedoch einen vollständigen Takt aus, d.h. der Kolben bewegt sich z. B. vom unteren Totpunkt zum oberen Totpunkt. In einem Bruchteil dieser 20 ms wird dem Zylindervolumen der für den Motorbetrieb notwendige Kraftstoff zugeführt, mit der eingesaugten Luft vermischt und verbrannt. Der Wunsch der Entwickler von Verbrennungsmotoren ist es, diese kurzzeitigen Vorgänge im Motor mit hoher zeitlicher Auflösung sichtbar zu machen und die zeitliche Entwicklung von Einspritzstrahl und Gemischbildung, Zündeinleitung und Verbrennung genau zu beobachten, um daraus Optimierungen für den Motoraufbau und -betrieb abzuleiten.

Für diese Untersuchungen werden spezielle Blitzlichtquellen, deren Blitzdauer nur Bruchteile von Millisekunden betragen, in Kombination mit Hochgeschwindigkeitskameras eingesetzt. Ein Kupferdampflaser mit einer mittleren Lichtleistung von 25 W z. B. erzeugt Lichtblitze von ca. 40 ns Dauer bei einer Wiederholfrequenz von 10 kHz. Dies entspricht etwa einer Pulsleistung von 2,5 mJ. Andere Blitzlichtlampen erzeugen Lichtimpulse mit einer Dauer im µs-Bereich bei Wiederholfrequenzen bis zu 400 Hz. Zur Aufnahme von zeitlich hochaufgelösten Aufnahmen ist es daher unbedingt notwendig, Lichtleistung, Wiederholfrequenz und Aufnahmesystem aufeinander abzustimmen.

Neben der Problematik der Aufzeichnung von sehr schnellen Vorgängen müssen für Untersuchungen in realen Motoren auch Randbedingungen wie Druck- und Temperatur im Zylinderinneren sowie die Zugänglichkeit des Zylinderinnenraumes berücksichtigt werden.

8.2 Lichtstärke von Endoskopen, Äquivalenzblendenzahl

Für die oben beschriebenen Untersuchungen eignen sich besonders Endoskope mit Stablinsen-Optik (nach Hopkins), da diese Endoskope bei gleichem Durchmesser wesentlich lichtstärker sind als Endoskope mit normalen Glaslinsensystemen. Die größere Lichtstärke der Stablinsen-Endoskope ist darauf zurückzuführen, daß durch die Verwendung von Stablinsen geringere Wandstärken der Hülle bei gleicher Festigkeit und damit größere Öffnungsquerschnitte der Linsen auch durch fehlende Linsenhalterungen erzeugt werden (siehe hierzu Bild 2 in Kapitel 2.1). Außerdem erhöht sich bei einem Stablinsen-System durch die Verwendung von „Luftlinsen“ die Lichtstärke des Systems um einen Faktor von ca. 2,25 durch die Vertauschung der Brechzahlen von Luft und Glas (n_{Glas} = 2,25). Insgesamt wird durch die Verwendung von Endoskopen mit Stablinsen-Optik (bei einem Endoskopdurchmesser von ca. 5 mm) theoretisch die Lichtstärke um einen Faktor von ca. 9 (!) gegenüber herkömmlichen Endoskopen verbessert [1, 2].

Vor einem Versuch muß abgeschätzt werden, ob überhaupt genug Licht von Kamera und/oder Endoskop aufgenommen wird, um eine Schwärzung des Filmmaterials zu erzeugen. Bei Kameras wird die Blendenzahl als Maß für die Lichtstärke eines Objektivs angegeben. Die Blendenzahl k von Kameras ist definiert [3, 4, 5] als

$k = f / d$ f = Brennweite der Linse / des Objektivs
d = Durchmesser der aktiven Linsen-/Objektivöffnung

Mit Hilfe der Blendenzahl, der Filmempfindlichkeit und der eingesetzten Lichtquelle kann im Vergleich mit ähnlichen Versuchen abgeschätzt werden, ob genügend Licht zur Verfügung steht, um eine Schwärzung auf einem (Hochgeschwindigkeits)-Film zu erzeugen. Für Endoskope ist eine Blendenzahl nach obiger Definition kaum anzugeben, da durch das komplexe Linsensystem und die Abbildungseigenschaften der Endoskope weder Brennweiten noch Öffnungsquerschnitte genau angegeben werden können. Daher wurde mit Hilfe von Vergleichsuntersuchungen eine Blendenäquivalenzzahl für verschiedene Endoskope ermittelt.

Dazu wurde eine Belichtungsreihe eines gleichmäßig ausgeleuchteten Testmusters mit einer normalen Spiegelreflexkamera bei Blendenzahl 32 erstellt. Auf dem gleichen Film wurde eine weitere Belichtungsreihe mit dem zu untersuchenden Endoskop erstellt. Der Negativfilm wurde entwickelt und die Graustufenwerte, d. h. die Filmschwärzung mit einem digitalen Bildverarbeitungssystem bestimmt. Für die Endoskopaufnahmen ist die Blendenzahl unbekannt, es kann nur ein bestimmter Grauwert bei einer dazugehörigen Belichtungszeit ermittelt werden. Mit Hilfe der Kamera-Belichtungsreihe wird bestimmt, welche Belichtungszeit T_k mit der Kamera notwendig wäre, um die gleiche Filmschwärzung, bzw. die gleiche Grauwertstufe wie bei den Aufnahmen mit dem Endoskop (tatsächliche Belichtungszeit T_e) zu erhalten. Aus dem Verhältnis der Belichtungszeiten T_e/T_k kann nun die Blenden-Äquivalenzzahl des Endoskops bestimmt werden, da bei gleicher Beleuchtung nur die unterschiedlichen Flächen der Eintrittspupille für die unterschiedlichen Belichtungszeiten von Kamera und Endoskop verantwortlich sind. Die Fläche der Eintrittspupille des Endoskops wird entsprechend dem Belichtungszeitverhältnis um den Faktor T_e/T_k verkleinert, d.h. die Blendenzahl erhöht sich gegenüber der Blendenzahl der Kamera (f/d=32) [2]:

$$k_{Endoskop} = k_{Kamera} \bullet \sqrt{\frac{T_e}{T_k}} = 32 \bullet \sqrt{\frac{T_e}{T_k}}$$

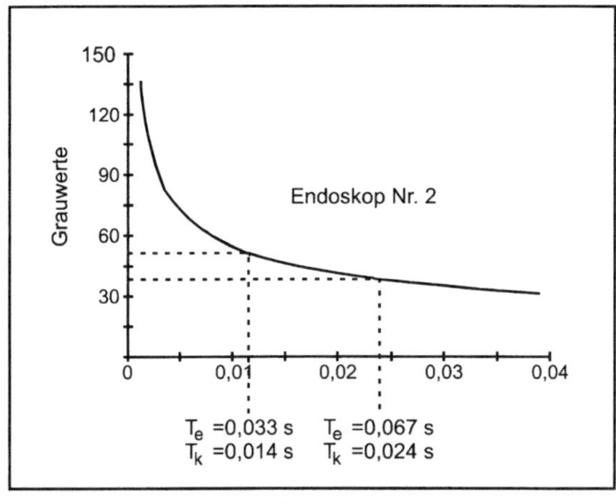

Bild 19

Belichtungszeit t[s]	Grauwert Kamera	Grauwert Endoskop
1/15	-	38
1/30	32	51
1/60	44	-
1/125	63	-
1/250	84	-
1/500	108	-
1/1000	122	-
Grauwert 0: schwarz		
Grauwert 255: transparent		

Tabelle 1

Bild 19 und Tabelle 1 zeigen die Ergebnisse der Kamerabelichtungsreihe, der Filmschwärzung in Grauwerten und die Belichtungszeiten der Endoskopaufnahmen in grafischer und tabellarischer Form.

Endoskopbezeichnung	Außendurchmesser [mm]	Gesichtsfeldwinkel [°]	Äquivalenzblendenzahl [-]	Brennweite [mm]	Durchm. der Eintrittspupille [mm]
Nr. 1	6,5	30	48,2	48	0,99
Nr. 2	6,5	70	54,0	21	0,39
Nr. 3	5,8	70	54,5	15,9	0,29
Nr. 4	2,7	60	103,4	9,9	0,10

Tabelle 2

In Tabelle 2 sind so ermittelte Äquivalenzblendenzahlen verschiedener Endoskope und daraus abgeleitete Größen (Brennweite, Eintrittspupillendurchmesser) aufgeführt. Allgemein kann aus den Untersuchungen abgeleitet werden:

a) Endoskope mit gleichem Durchmesser und gleicher Länge wie ein bekanntes Endoskop haben ähnliche Äquivalenzblendenzahlen, unabhängig von Blickrichtung und Gesichtsfeldwinkel.

b) Bei Endoskopen mit gleicher Länge und unterschiedlichen Durchmessern kann die Äquivalenzblendenzahl über das Verhältnis der Außendurchmesser abgeschätzt werden (Vorsicht: größere Außendurchmesser durch Lichtleitfasern!).

c) Sind Länge und Durchmesser eines Endoskops von denen eines untersuchten Endoskops verschieden, so ist lediglich eine sehr grobe Abschätzung der Äquivalenzblendenzahl möglich, wenn keine Informationen über Anzahl und Länge der einzelnen Abbildungsstufen vorliegen.

8.3 Auflösungsvermögen von Endoskopen

Speziell bei Strömungsuntersuchungen, bei denen Gasgeschwindigkeiten in Zylindern gemessen werden sollen, erlangt das Auflösungsvermögen von Endoskopen Bedeutung. Kurz gesagt gibt das Auflösungsvermögen von optischen Systemen an, wie gut oder genau Objekte auf einem Film abgebildet werden können. Selbst bei sehr guten Kameraobjektiven führen verbleibende Abbildungsfehler und speziell der Beugungseinfluß der Blende zu einer „Verschmierung" der Abbildung auf dem Film (siehe Bild 20). Bei guten Objektiven beträgt das Auflösungsvermögen ca. 50 Linien/mm, d.h. bei einem Abbildungsmaßstab von 1:1 werden Objekte (z. B. Streupartikel), die kleiner als 20 µm sind, als Flächen oder Flecken mit einem minimalen Durchmesser von 20 µm auf Film abgebildet.

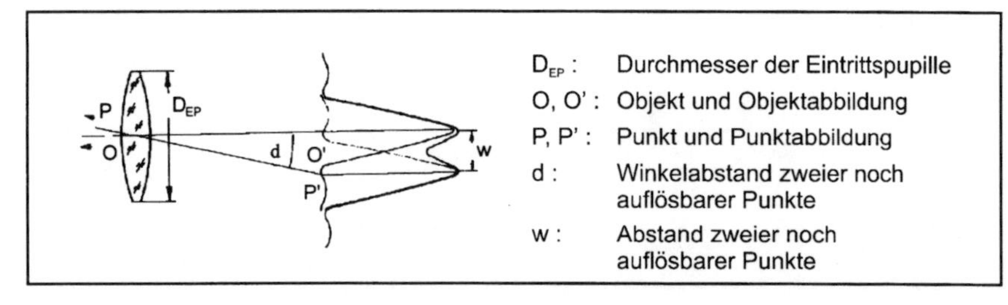

Bild 20

Die bei Strömungsuntersuchungen eingesetzten Streupartikel müssen einerseits der Strömung nahezu trägheitslos folgen, andererseits müssen sie jedoch auch genügend Licht streuen, um eine Schwärzung auf einem Film zu erzeugen. Das gesamte auf ein Objektiv fallende Streulicht eines z. B. 1 µm großen Streupartikels müßte also eine Filmschwärzung über einen Durchmesser von 20 µm erzeugen, d. h. über der 400-fachen Fläche des Streupartikels. Bei einem Streupartikeldurchmesser von 10 µm wird ebenfalls eine Filmschwärzung über einen Durchmesser von 20 µm erzeugt, allerdings ist die

Streulichtleistung eines 10 µm großen Partikels ca. 100-fach größer als die eines 1 µm großen Partikels. Mit Hilfe der Äquivalenzblendenzahl und des Auflösungsvermögens kann die für eine Filmschwärzung notwendige Streulichtleistung, bzw. Partikelgröße geschätzt werden und somit ein sinnvoller Kompromiss zwischen Strömungsfolgevermögen, Belichtungszeit, Bildausschnitt und Beleuchtungsquelle erzielt werden.

Für die Bestimmung des Auflösungsvermögens des Systems Endoskop – Objektiv – Film wurde ein Sinusgitter verwendet, dessen Linienabstand kontinuierlich abnimmt. Das Verhältnis von schwarzen zu weißen Flächen bleibt jedoch konstant, d.h. die Beleuchtungsstärke über das Gitter bleibt konstant (siehe Bild 21). Das Sinusgitter wurde mit dem zu bewertenden Endoskopsystem abfotografiert, der Film wurde normal entwickelt. Das Gitter auf dem Filmnegativ wurde mit einem Photometer mit sehr kleiner Spaltbreite abgetastet und die vom Negativ transmittierte Strahlungsleistung von einer Photodiode gemessen. Der Wert des Auflösungsvermögens wurde bei einem Schwellenkontrast von 20 % bestimmt, d. h. mit dem Auge sind bei diesem Kontrastwert zwei nebeneinander liegende Linien gerade noch zu trennen.

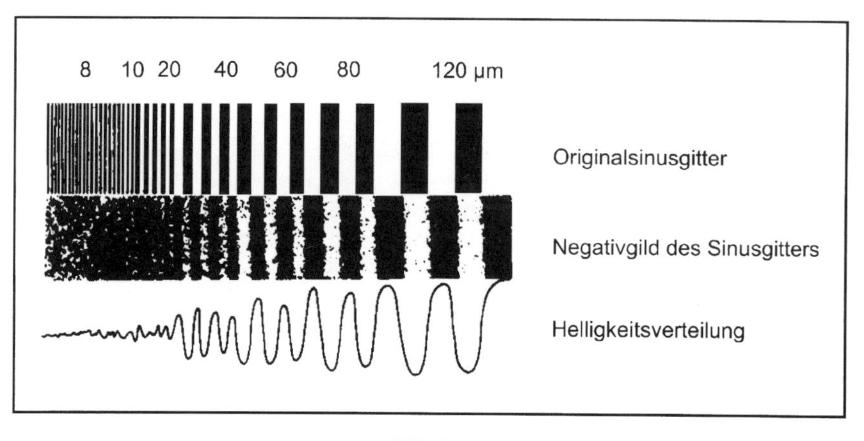

Bild 21

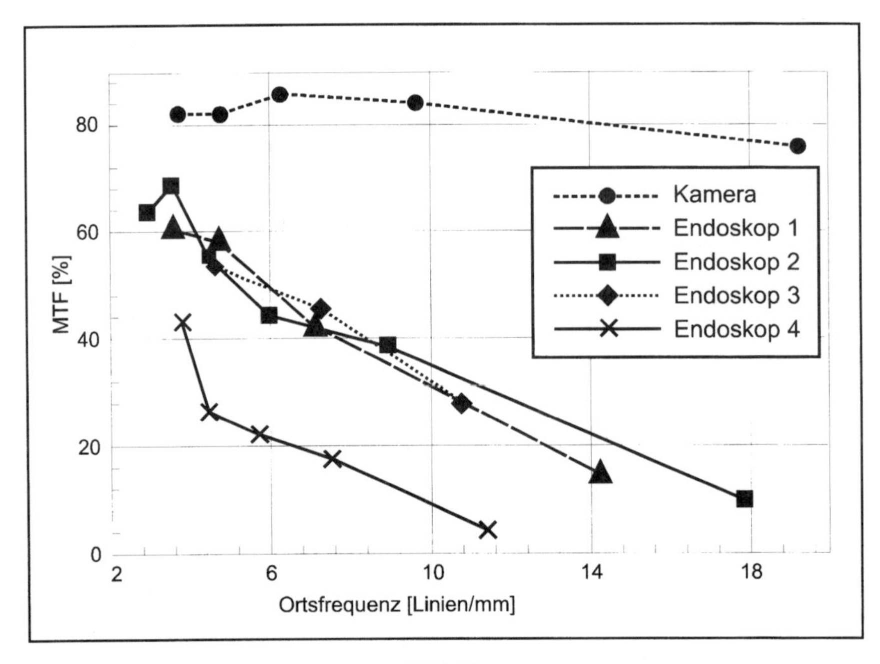

Bild 22

In Bild 22 ist das so ermittelte Auflösungsvermögen als sogenannte Modulationstransferkurve (MTF) dargestellt: Der Kontrastwert wurde über die Ortsfrequenz (Linien/mm) aufgetragen. Endoskope mit Stablinsen-Optik und einem Durchmesser von ca. 5 mm besitzen ein Auflösungsvermögen von ca. 20 Linien/mm (ca. 50 µm), bei kleineren Durchmessern (etwa 2 mm) beträgt das Auflösungsvermögen nur noch ca. 11 Linien/mm (90 µm). Einflüsse der Filmqualität auf das Auflösungsvermögen sind zu vernachlässigen. Für Endoskope mit herkömmlichen optischen Systemen und Linsen ist ein schlechteres Auflösungsvermögen zu erwarten, da durch die Linsenhalterungen die freien Linsendurchmesser kleiner und damit die für das Auflösungsvermögen maßgeblichen Beugungseinflüsse größer werden.

Ein Beispiel für den Effekt des Auflösungsvermögens zeigt Bild 23. Hier wurden unterschiedlich große Partikel mit einem Lichtschnitt beleuchtet und mit einem Endoskop auf Film abgebildet. Bild 23a zeigt 1 µm große Wasser-Glycerin-Tropfen, die mit 1/15 Sekunde (67 ms) aufgenommen wurden. Durch die lange Belichtungszeit und die Eigenbewegung der Partikel entstehen Unschärfen. Bild 23b zeigt Stärketeilchen mit 15 µm Durchmesser, die mit 1/500 s (2 ms) belichtet wurden. Die Bilder wurden zur besseren Darstellung digital nachgearbeitet. Es ist deutlich zu erkennen, daß die 1 µm großen Partikel nicht kleiner wiedergegeben werden als die 15 µm großen Teilchen [2].

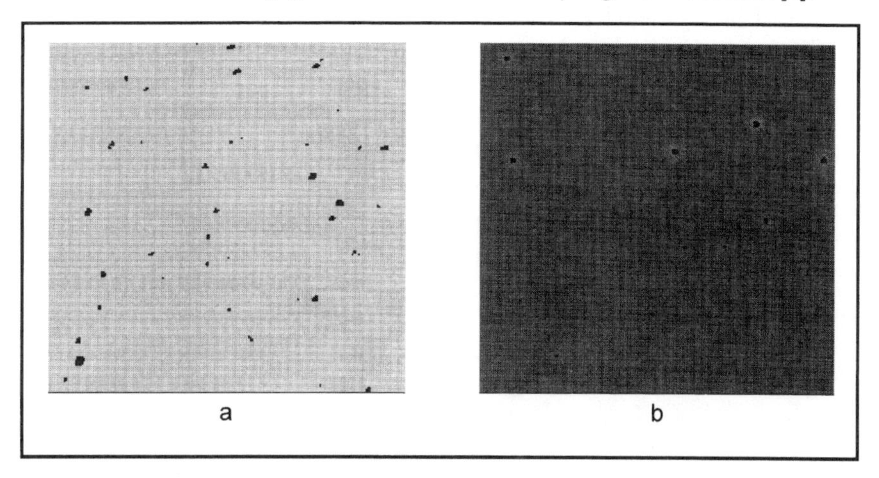

Bild 23

8.4 Bildverzerrungseigenschaften von Endoskopen und Korrekturmöglichkeiten

Bei der Ermittlung von Geschwindigkeitswerten aus Bildern, die mit Endoskopen aufgenommen werden, sind die Verzerrungseigenschaften oder Verzeichnungsfehler von Endoskopen („Weitwinkeleffekt") bei der Bildauswertung zu berücksichtigen. Die Verzeichnungsfehler äußern sich durch eine Änderung des Abbildungsmaßstabes mit zunehmendem Abstand von der optischen Achse [6]. Aufgrund des zumeist großen Gesichtsfeldwinkels und der kurzen Brennweite von Endoskopen treten tonnenförmige Verzeichnungen auf, d. h. der Abbildungsmaßstab nimmt nach außen hin ab; Bild 24 stellt diese Zusammenhänge schematisch dar.

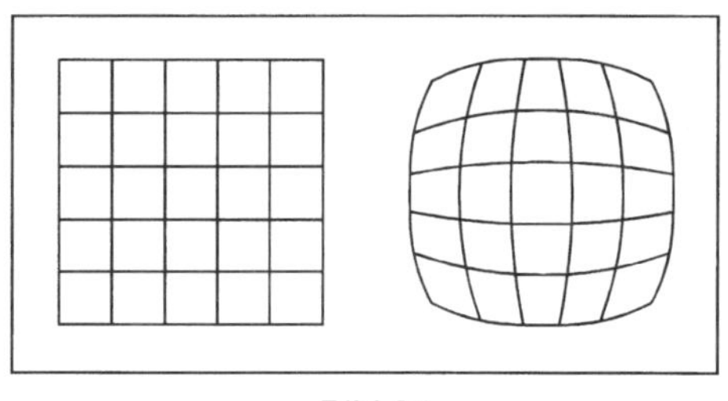

Bild 24

Daher sollte vor Geschwindigkeitsauswertungen von Bildern, die mit Endoskopen mit großem Gesichtsfeldwinkel erstellt wurden, das Bild vor der Auswertung entzerrt werden. Für Endoskope mit kleinen Gesichtsfeldwinkeln (z. B. 30°) ergeben sich nur geringfügige Verzerrungen, so daß hier auf eine Entzerrung verzichtet werden kann.

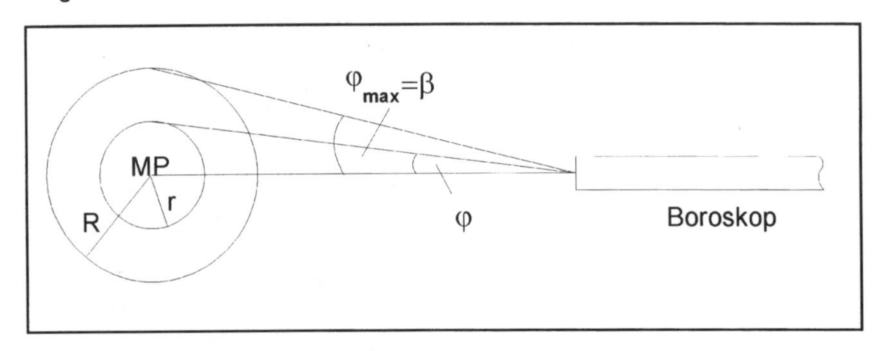

Bild 25

Ist φ der Winkel zwischen optischer Achse und der Verbindungslinie zwischen Objektpunkt und Endoskop (siehe Bild 25), so läßt sich der Verzerrungsfaktor *V* mit A und B als individuellen Parametern für das entsprechende Endoskop-Kamerasystem nach [7] schreiben:

$$V = A \bullet \varphi^3 + B \bullet \varphi^2$$

Dabei steht der erste Term für die Bildverzeichnung, der zweite für eine durchschnittliche Bildfeldwölbung für eine mittlere Gegenstandsweite. Die Berechnung der entzerrten Koordinaten für die x- und y-Komponente geschieht mit Hilfe der Gleichungen:

$$x_e = \frac{R_e}{R_V} \bullet (x_v - x_{V0}) \bullet (1 + A \bullet \varphi^3 + B \bullet \varphi^2) + x_{e0}$$

$$y_e = \frac{R_e}{R_V} \bullet (y_v - y_{V0}) \bullet (1 + A \bullet \varphi^3 + B \bullet \varphi^2) + y_{e0}$$

mit Index e für das entzerrte Bild, Index v für das verzerrte Bild, 0 für den Bildmittelpunkt.

In der Regel stehen die Daten der Einzelkomponenten des Endoskops für die Berechnung von A und B nicht zur Verfügung, A und B können jedoch leicht mit Hilfe eines einfachen Vergleichs ermittelt werden. Dazu wird eine 1:1-Abbildung eines Millimeterpapiers mit dem Endoskop-Kamera-System erstellt. Anschließend wird für den Kreisausschnitt des verzerrten Bildes auf dem Millimeterpapier der Mittelpunkt bestimmt und der Radius R_e des Originalkreisausschnitts und R_v des verzerrten Ausschnittes ermittelt. Für vier Punkte werden die Koordinaten (x_i,y_i) auf dem Original-Millimeterpapier und die korrespondierenden Koordinaten (x_{iv},y_{iv}) auf dem verzerrten Bild bestimmt. Aus diesen vier Testpunkten ergeben sich vier Gleichungen für die Bestimmung von A und B. Da bereits geringe Ableseungenauigkeiten zu großen Schwankungen in den Parametern führen, ist eine Mittelung über mehrere Werte zu empfehlen. Bild 26 zeigt das durch die Endoskopaufnahme (Gesichtsfeldwinkel 70°) verzerrte Bild und das dazugehörige entzerrte Bild eines Millimeterpapiers. Für perspektivische Verzerrungen lassen sich ähnliche Korrekturgleichungen aufstellen.

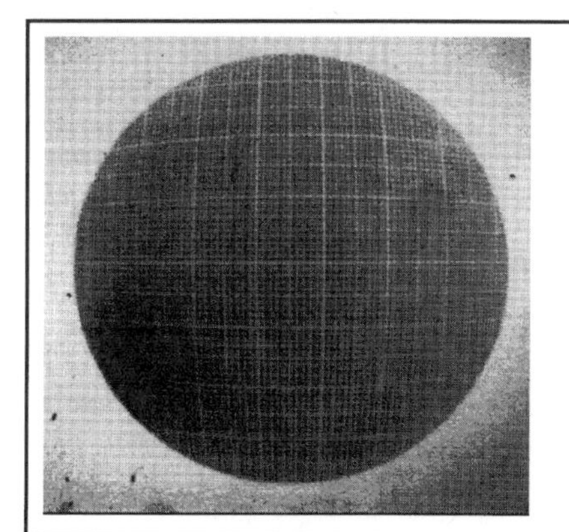
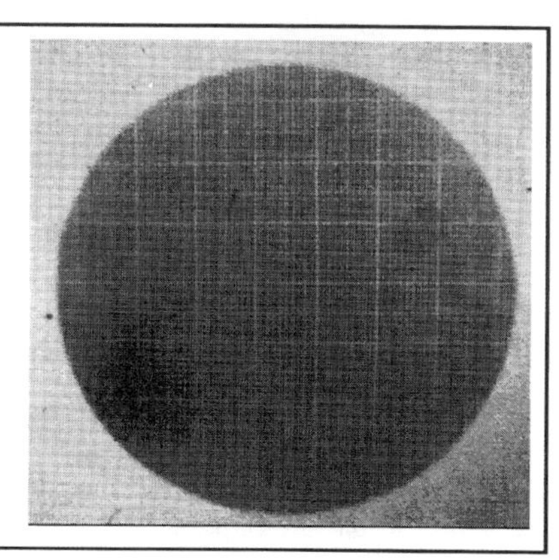

Bild 26

Bei Ottomotoren ist der Einspritzvorgang und die Vermischung von Luft und Kraftstoff von ausschlaggebender Bedeutung für das Motorbetriebsverhalten und die Schadstoffproduktion speziell während des Kaltstartvorgangs. Während der Kaltstartphase bildet sich im noch kalten Saugrohr vor den Einlaßventilen ein Kraftstoff-Wandfilm, der nicht schnell genug verdampfen kann. Beim Öffnen der Einlaßventile werden Tropfen von diesem Wandfilm abgerissen und in den Brennraum transportiert. Diese mitgerissenen Tropfen sind so groß, daß sie nicht vollständig verbrannt werden und den Zylinder teilweise als unverbrannte Kohlenwasserstoffe verlassen. Diese unverbrannten Kohlenwasserstoffe wirken sich sehr stark auf die Schadstoffemissionen aus, außerdem tritt während des Kaltstartvorgangs ein erhöhter Kraftstoffverbrauch auf. Das Diagramm in Bild 27 zeigt den Ausstoß unverbrannter Kohlenwasserstoffe (HC) während des Motorstarts. Daher ist es generell notwendig, für eine Kaltstartoptimierung eine Analyse der Wandfilmbildung und des Wandfilmverhaltens durchzuführen.

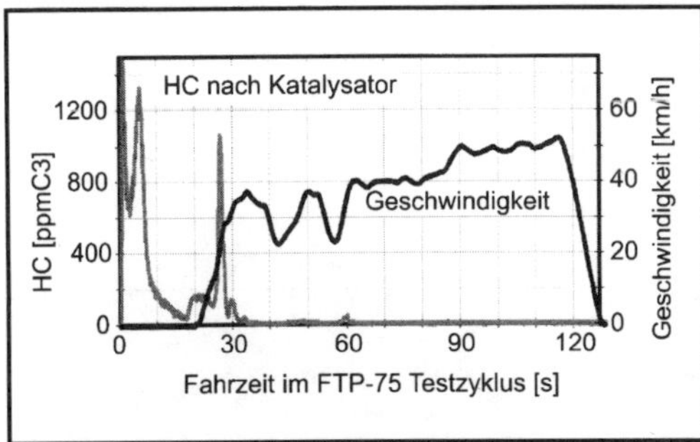

Bild 27

Der Versuchsaufbau für endoskopische Saugrohruntersuchungen ist in Bild 28 skizziert. Für die Adaption der Endoskope waren nur geringfügige Veränderungen am Saugrohr durchzuführen, auf den Einbau von Fenstern kann verzichtet werden. Die Saugrohrströmung wird durch die Endoskope nicht verändert oder beeinträchtigt. Als Lichtquelle diente eine Stroboskoplampe, die über einen Glasfaserlichtleiter mit dem Endoskop gekoppelt wurde. Der Lichtblitz wurde über ein Steuersignal zu gleichen Zeitpunkten während eines Arbeitsspiels ausgelöst.

Während der Einspritzstrahl bei richtiger Beleuchtung und dunklem Hintergrund deutlich im Saugrohr zu erkennen ist, treten bei der Beobachtung und Erkennung des Wandfilms Probleme auf. Da der Kraftstoff nahezu durchsichtig ist und nur als dünner Film auf der Wand aufliegt, ist der Wandfilm bei einem unbehandelten Saugrohr kaum zu erkennen. Um den Kontrast zwischen Saugrohr und Wandfilm anzuheben, kann die Innenseite des Rohres mit einer hellen Substanz beschichtet und der Kraftstoff leicht mit Farbstoff eingefärbt werden. Dabei muß darauf geachtet werden, daß die Eigenschaften des Kraftstoffs nicht verändert werden. Trotz dieser Vorbehandlung ist der Wandfilm in den Aufnahmen nur schwer zu erkennen, da der Farbstoff z. T. an der Wand verbleibt. Die aufgenommenen Bilder müssen daher mit Hilfe eines Bildverarbeitungsprogramms bearbeitet werden. Eine genaue Betrachtung der Videoaufzeichnungen der Vorgänge ist sehr informativ, da hier der zeitliche Ablauf des Wandfilmverhalten wiedergegeben wird und der Wandfilm wesentlich deutlicher zu erkennen ist. Aus den Untersuchungen können geeignete Maßnahmen zur Verringerung des Wandfilms oder zur Veränderung der Filmströmung abgeleitet und überprüft werden.

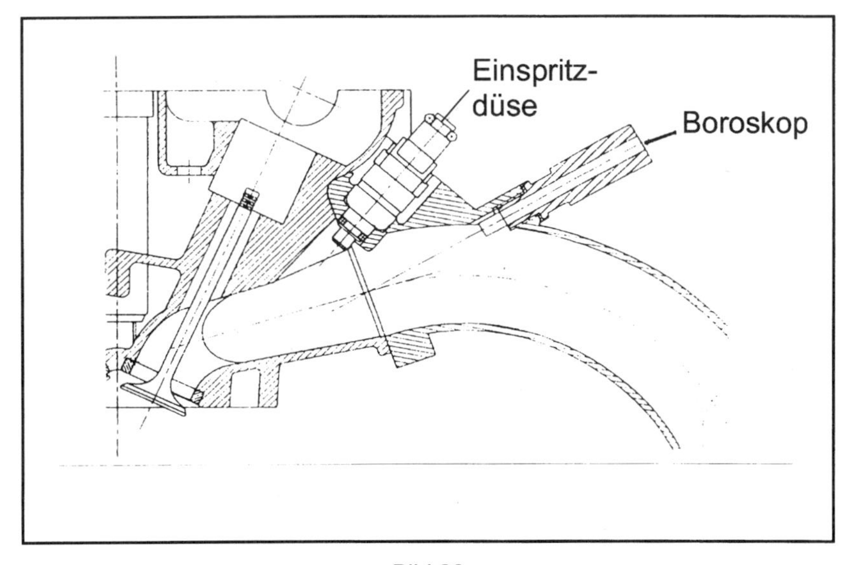

Bild 28

10 Strömungsuntersuchungen im Zylinderinnenraum von Verbrennungsmotoren

Die Optimierung der Gasströmung in Ottomotoren führt zu einer Verringerung von Emissionen und zur Verbesserung der Motorleistung. Bei zu kleinen Gasgeschwindigkeiten und Turbulenzen ist die Brenngeschwindigkeit zu gering, bei zu großen Gasgeschwindigkeiten kann der Zündfunken „ausgeblasen" werden. In beiden Fällen treten Leistungsdefizite und erhöhte Emissionen auf. Aus diesem Grund wurden Untersuchungen durchgeführt, mit deren Hilfe die Gasgeschwindigkeit und Turbulenz des Kraftstoff-Luft-Gemisches in der Nähe der Zündkerze kurz vor der Zündung ermittelt wurde.

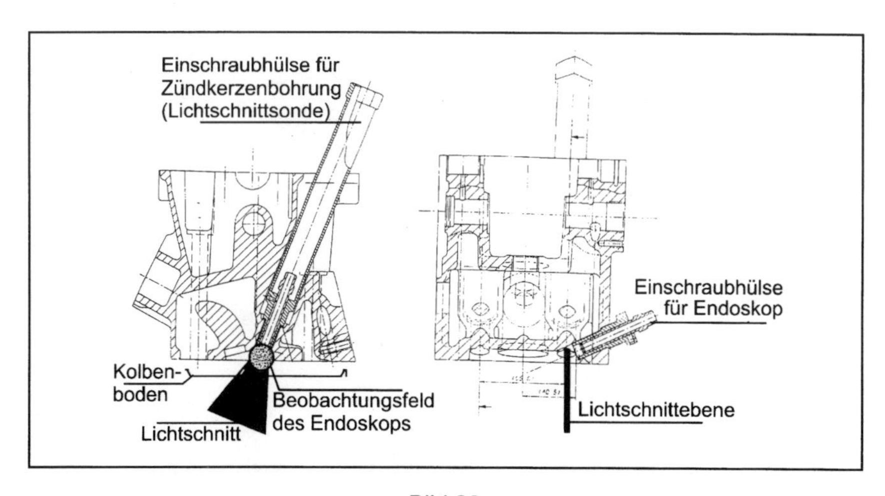

Bild 29

Mit Hilfe einer speziell konstruierten Laser-Lichtschnittsonde und eines Endoskops wurden Partikelspuraufnahmen an einem Zylinderkopf eines Ottomotors durchgeführt. Durch den Einsatz eines Endoskops konnte ein nur geringfügig modifizierter Zylinderkopf aus der Serienproduktion eingesetzt werden, der auf ein Einzylinderaggregat montiert wurde. Für die Untersuchungen wurde der Zylinderkopf zum Abdichten der Wasserkanäle mit einer festen Einschraubhülse ohne Fenster im Firstbereich des dachförmigen Brennraums versehen (Bild 29). Für die Adaption des Endoskops wurde eine zweite Hülse mit Fenster in die erste Hülse eingeschraubt. Die mit einem Fenster versehene Lichtschnittsonde wurde in die Zündkerzenbohrung eingeschraubt. Die Adaption des Zylinderkopfes mit auswechselbaren Hülsen wurde gewählt, um die Fenster zwischen den Versuchen möglichst einfach reinigen zu können.

Zur Erzeugung des Lichtschnittes im Zylinder wurde eine speziell konstruierte Glasfasersonde eingesetzt, die einen ca. 1 mm dicken Lichtschnitt mit einem Öffnungswinkel von ca. 45° erzeugte. Als Lichtquelle diente ein gepulster Kupferdampflaser mit einer mittleren Leistung von 25 W und einer Pulsfrequenz von 10 kHz. Als Streupartikel wurde native Stärke („Mehlstaub“) mit einem mittleren Durchmesser von 15 µm verwendet. Zu einer bestimmten Kurbelwinkelstellung wurden mehrere Lichtpulse des Lasers ausgelöst, die Partikelspuren wurden über das Endoskop (Gesichtsfeldwinkel 30°) von einer Spiegelreflexkamera auf Film aufgezeichnet. Die Abmessungen des Beobachtungsfensters und der beleuchteten Fläche sind grob in Bild 30 skizziert.

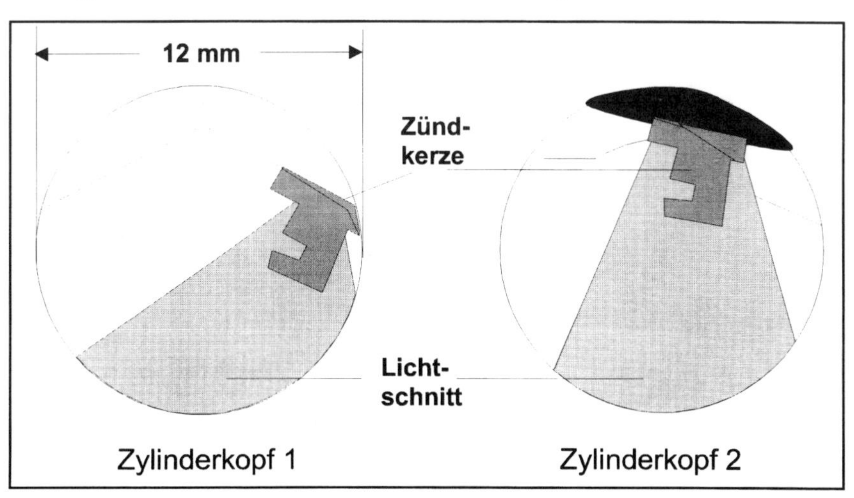

Bild 30

Bild 31 zeigt einige beispielhafte endoskopische Aufnahmen von Partikelspuren. Obwohl die Aufnahmetechnik gute Ergebnisse zeigt, konnte wegen der unterschiedlichen Partikeldichten im Lichtschnitt nicht jede Partikelspuraufnahme mit Hilfe der automatischen Bildauswertung ausgewertet werden. In der linken Aufnahme sind die Partikelspuren gut zu erkennen und können manuell ausgewertet werden, für die automatische Bildauswertung ist die Partikeldichte jedoch zu gering. Die rechte Aufnahme zeigt den umgekehrten Fall, der für die automatische Auswertung geeignet und für manuelle Auswertung ungeeignet ist.

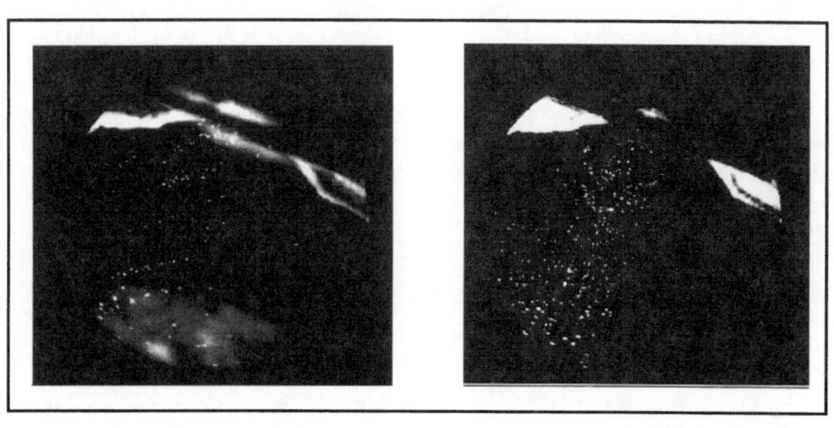

Bild 31

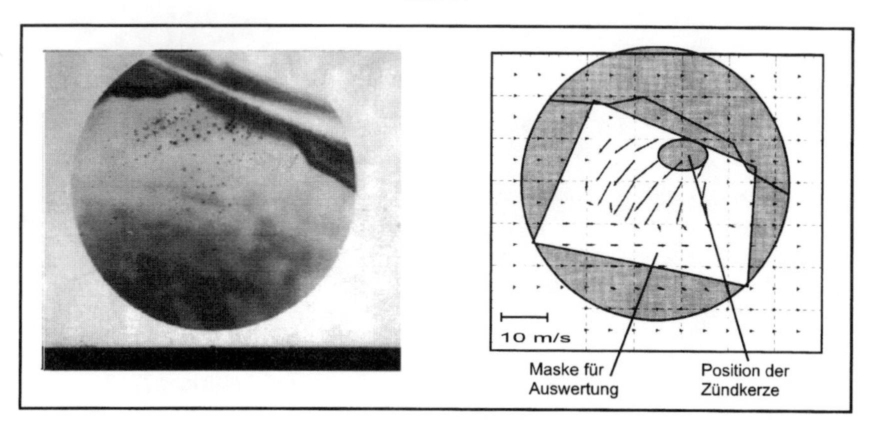

Bild 32

Bild 32 zeigt eine mit Hilfe von automatischen Bildauswerteprogrammen ausgewertete Aufnahme, aus der die Geschwindigkeitsbeträge und -richtungen der Partikelspuren berechnet wurden. Links ist die Partikelspuraufnahme zu sehen und rechts das mit automatischer Bildauswertung innerhalb einer Maske berechnete Geschwindigkeitsfeld. Die Strömungsrichtung ist nicht eindeutig, da Anfang und Ende einer Partikelspur nicht gekennzeichnet sind. Mit Hilfe mehrerer derartiger Aufnahmen ist die Ermittlung einer mittleren (Gas)-Geschwindigkeit und Turbulenz in der Nähe der Zündkerze zu unterschiedlichen Kurbelwinkelstellungen und damit die Charakterisierung unterschiedlicher Zylinderköpfe und Zylinderinnenströmungen möglich.

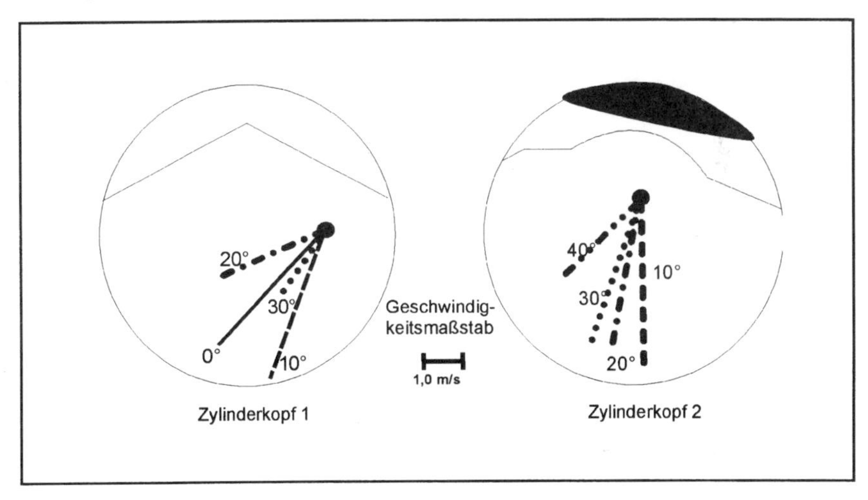

Bild 33

Bild 33 zeigt den Vergleich der mittleren Strömungsgeschwindigkeiten und Strömungshauptrichtungen zweier unterschiedlicher Zylinderköpfe bei unterschiedlichen Kurbelwinkelstellungen und gleichen Betriebspunkten (Motorbetriebspunkt 1000 U/min, PME = 4,0 bar). Die Geschwindigkeits- und Richtungsschwankungen bei Zylinderkopf 1 sind deutlich größer als bei Zylinderkopf 2. Begleitende Motorversuche zeigten, daß Zylinderkopf 2 bei diesen Betriebsparametern bessere Emissions- und Leistungswerte aufwies.

Im Gegensatz zu Ottomotoren kann bei Dieselmotoren aufgrund des Rußleuchtens der Verbrennungsvorgang des in den Brennraum eingebrachten Kraftstoffes besser beobachtet werden. Mit Hilfe von Endoskopen wurden daher Verbrennungsvorgänge an direkteinspritzenden und Vorkammer-Dieselmotoren aufgezeichnet und analysiert, um Informationen hinsichtlich der Rußpartikel- und Schadstoffentstehung während der Verbrennungsphase zu gewinnen. Mit Hilfe der optischen Aufzeichnungen konnten verschiedene Ansätze und Konzepte zur Verminderung von Emissionen verglichen und bewertet werden.

11.1 Vorkammer-Dieselmotor

Ein beispielhafter Aufbau für optische Untersuchungen an einem Vorkammer-Dieselmotor ist in Bild 34 schematisch skizziert [8]. Durch den Einsatz von Endoskopen war es möglich, die Untersuchungen an einem Serienzylinderkopf

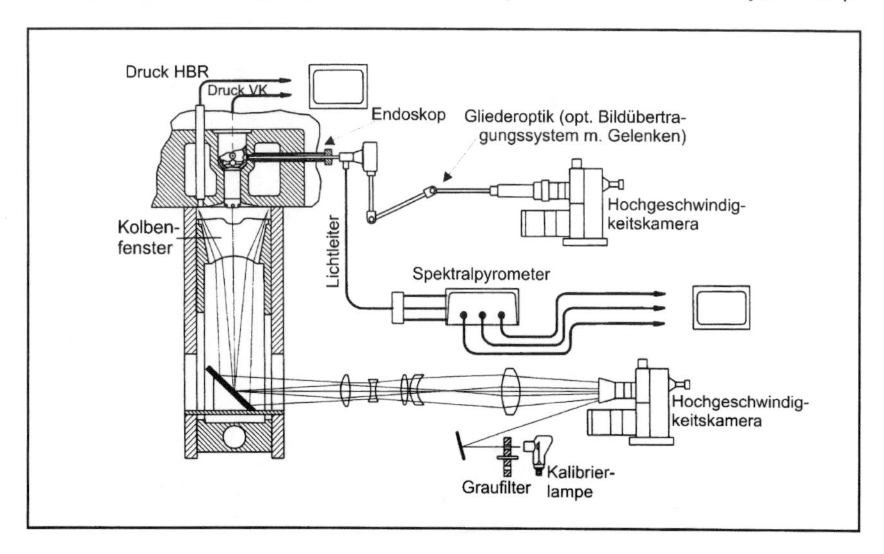

Bild 34

durchzuführen, der durch zusätzliche Indizierbohrungen für Vorkammer und Hauptbrennraum modifiziert wurde. In diese Bohrungen konnten vorgefertigte

Hülsen zur Adaption von Druckaufnehmern, Endoskopen oder Lichtleitern eingesetzt werden. Die Versuche wurden an einem Einzylinderaggregat durchgeführt, bei dem der Kolben durch ein Glasfenster ersetzt wurde. Die Verbrennungsvorgänge in der Vorkammer und im Hauptbrennraum wurden gleichzeitig von zwei Hochgeschwindigkeitskameras aufgenommen. Bei einer Bildfrequenz von 6000 B/s konnte ein Verbrennungsvorgang je nach Lastpunkt mit 20 - 30 Bildern (ca. 3 - 5 ms) aufgelöst werden. Bei einem Versuch konnten mindestens sechs aufeinanderfolgende Zyklen bei konstanter Bildgeschwindigkeit aufgezeichnet werden. Auf die Filme wurden Zeitmarkierungen durch die seitliche Einblendung von Leuchtdioden aufgebracht, so daß eine genaue Zuordnung der Kamerabilder zueinander, zur Kurbelwinkelstellung des Aggregates und zu weiteren Meßdaten möglich war. Für die Aufnahmen wurde ein Farbumkehrfilm (Kodak Ektachrome 400, SO-251) verwendet. Die endoskopischen Aufnahmen erforderten eine forcierte Entwicklung, bei der die Filmempfindlichkeit auf 1600 ASA gesteigert wurde. Für die Aufnahmen des Hauptbrennraumes durch das Kolbenfenster wurde ein gewöhnliches 50 mm-Objektiv (Blendenstufe 8) verwendet. Der vom Endoskop erfaßte sichtbare Bereich der Vorkammer ist in Bild 35 dargestellt.

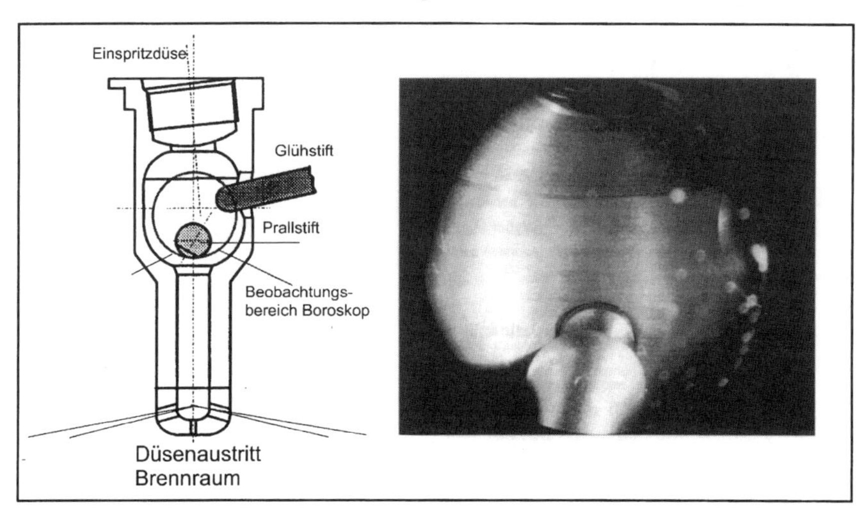

Bild 35

Die Filmaufnahmen dienen der visuellen Beurteilung des Brennverlaufs, wobei selbstleuchtende Prozesse oder durch das Rußleuchten illuminierte Vorgänge (Einspritzstrahl) sichtbar sind. Die Farbänderung des sichtbaren Rußleuchtens hängt von der Temperatur ab und ermöglicht direkte Rückschlüsse auf den Verbrennungsvorgang. Die Intensität der Strahlung kann als Maß für die Rußkonzentration angesehen werden. Neben den reinen visuellen Untersuchungen konnten durch die Lichtleiter des Endoskops auch Informationen zur mittleren Rußtemperatur und -konzentration in der Vorkammer gewonnen werden.

In Bild 36 sind die Rußtemperaturen T und die relative Rußkonzentration KL bei Leerlauf und Vollast dargestellt. Die Brenndauer und die relative Rußkonzentration in der Vorkammer nehmen bei Vollast erwartungsgemäß deutlich zu, die mittlere Rußtemperatur erhöht sich hingegen nur unwesentlich. Bei dem Vergleich unterschiedlicher Vorkammervarianten lassen Brenndauer und Temperaturverlauf wichtige Rückschlüsse auf die Ruß- und Schadstoffentstehung zu.

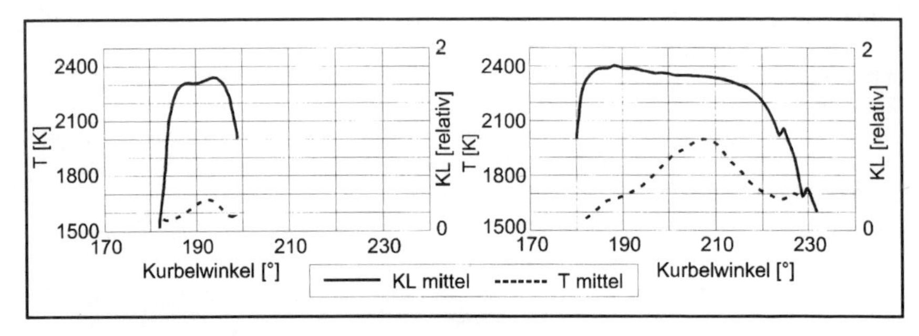

Bild 36

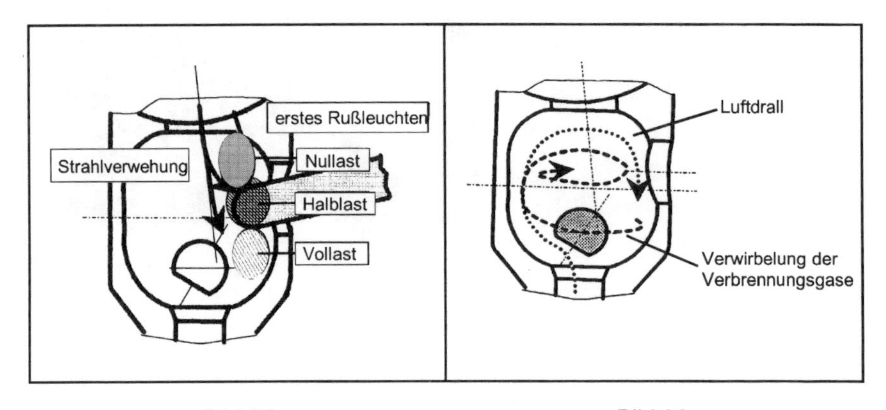

Bild 37

Bild 38

Bei der Betrachtung der bewegten Bilder lassen sich darüber hinaus auch Informationen über den Verlauf des Einspritzstrahles und die Bewegung der Verbrennungsgase gewinnen.

Bild 37 zeigt z. B. die Strahlverwehung und den Ort des ersten Rußleuchtens in der Vorkammer, der sich durch den Impuls des Einspritzstrahles je nach Einspritzmenge und Motorlast verlagert; die Drehzahl des Motors betrug 1200 U/min. In Bild 38 ist die generelle Verwirbelung der Brenngase dargestellt; dieser Effekt ist nur bei Betrachtung des aufgenommenen Filmes zu erkennen.

Auf die Vielzahl weiterer Ergebnisse bei dem Vergleich unterschiedlicher Vorkammern soll hier nicht weiter eingegangen werden.

Mit Hilfe der simultanen Meßtechnik können wichtige Informationen im Hinblick auf Emmissionsverminderung, Verbrauchsverbesserung und Leistungssteigerung von Vorkammer-Dieselmotoren gewonnen werden. Bei derartigen Untersuchungen sind Endoskope wichtige Meßinstrumente, mit denen die Beobachtung der ungestörten Verbrennung in der Vorkammer bei nur geringfügigen Änderungen von Serienzylinderköpfen möglich wird.

11.2 Diesel-DE-Motor

Auch bei Verbrennungsuntersuchungen an direkteinspritzenden Dieselmotoren wurden mit Erfolg Endoskope zur Verbrennungsbeobachtung eingesetzt.

Bild 39 zeigt den prinzipiellen Versuchsaufbau mit Endoskophalterung im Zylinderkopf und Kolben mit ω-förmiger Kolbenmulde. Für die Untersuchungen wurden Endoskope mit Geradeausblickoptik und einem Gesichtsfeldwinkel von ca. 70° (d = 5,8 mm), bzw. 110° (d = 4,0 mm) verwendet. Bei den Versuchen sollte die Wirkung zweier unterschiedlicher Einspritzdüsen und deren Effekte auf die Verbrennung untersucht werden [9].

Beispielhafte Ergebnisse von Hochgeschwindigkeitsfilmen, die mit einem Endoskop mit 70° Gesichtsfeldwinkel aufgenommen wurden, sind auszugsweise Bild 40 dargestellt. Während bei Düse 1 nur ein geringes Rußleuchten auftritt, zeigt Düse 2 bei gleichen Betriebsparametern ein wesentlich stärkeres und länger anhaltendes Leuchten über einen größeren Bereich. Dieses Ergebnis ist direkt mit Motorversuchen vergleichbar, die bei den eingestellten Betriebsparametern für die Düse 2 wesentlich höhere Schwarzrauchzahlen ergaben als mit Düse 1 (Bild 41). Bei höheren Lasten tritt dieser Unterschied zwischen den Düsen nicht mehr auf. Die Ursache dieses Unterschiedes liegt in den unterschiedlichen Einspritzdauern und Kraftstoffverteilungen im Brennraum.

Weiterhin zeigen die Filme, daß während der Expansionsphase und Verbrennung zwar noch eine Luftgrundgeschwindigkeit, aber kaum noch Turbulenz im Brennraum vorhanden war, so daß Kraftstoff und Luft nicht optimal vermischt werden konnten.

Durch weitere Versuchsreihen wurde zudem festgestellt, daß bei Düse 1 mehrere Zündzonen im Bereich der Muldenwand auftreten, Düse 2 zeigt einen langsameren Verbrennungsbeginn und starke Rußbildung in Düsennähe.

Mit Hilfe der endoskopischen Verbrennungsuntersuchungen konnten somit Ursachen für die Rußbildung und Verrußung von Einspritzdüsen innerhalb des Motors erkannt und durch weitere Versuche, bei denen Strahlform und Strahlgeometrie der Düsen näher untersucht wurden, analysiert werden.

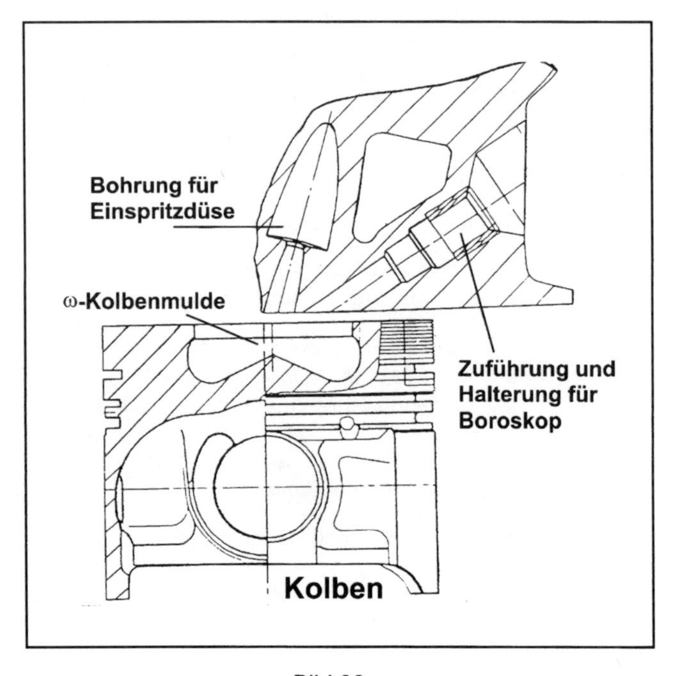

Bild 39

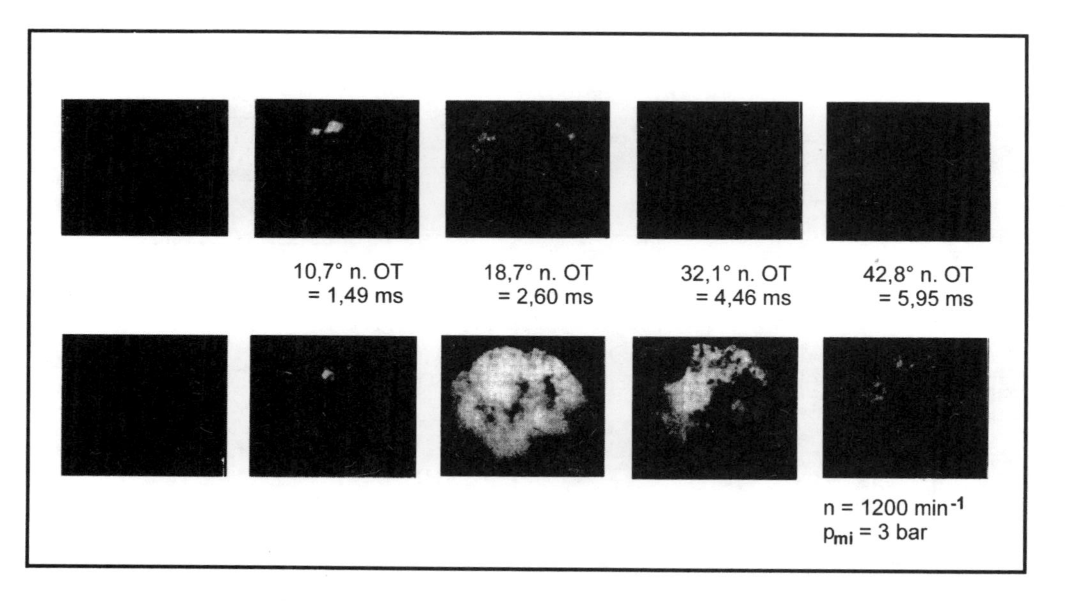
10,7° n. OT
= 1,49 ms
18,7° n. OT
= 2,60 ms
32,1° n. OT
= 4,46 ms
42,8° n. OT
= 5,95 ms
n = 1200 min-1
p_{mi} = 3 bar

Bild 40

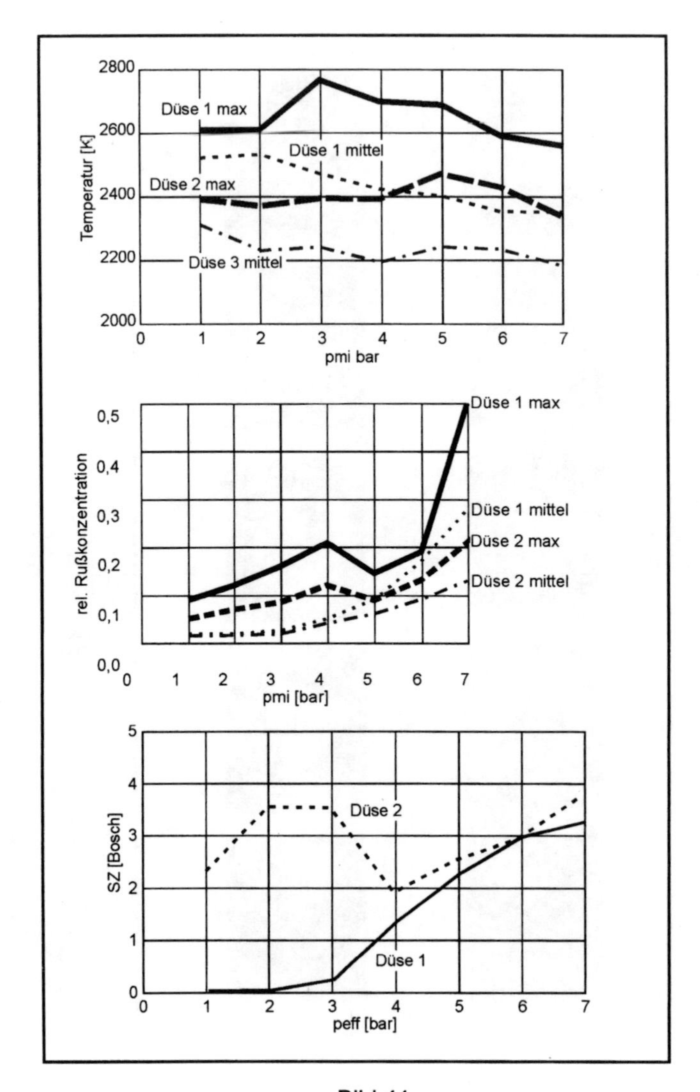
2800
2600
2400
2200
2000
Temperatur [K]
Düse 1 max
Düse 1 mittel
Düse 2 max
Düse 3 mittel
0
1
2
3
4
5
6
7
pmi bar
0,5
0,4
0,3
0,2
0,1
0,0
rel. Rußkonzentration
Düse 1 max
Düse 1 mittel
Düse 2 max
Düse 2 mittel
pmi [bar]
5
4
3
2
1
SZ [Bosch]
Düse 2
Düse 1
peff [bar]

Bild 41

12 Zusammenfassung

Wie zu Beginn dargestellt wurde, sind für endoskopische Aufnahmen bestimmte optische Randbedingungen wie Äquivalenzblendenzahl, Auflösungsvermögen und Verzerrungseigenschaften zu beachten. Teilweise wird sogar die Auswertung innermotorischer Untersuchungen durch die sonst eher vorteilhafte große Tiefenschärfe der Endoskope erschwert. Daher ist der Einsatz von Endoskopen für innermotorische Untersuchungen nicht in jedem Fall möglich oder sinnvoll.

Anhand von Ergebnisbeispielen bei Gemischbildungs- und Verbrennungsvorgängen wurde die Einsetzbarkeit von Endoskopen bei otto- und dieselmotorischen Untersuchungen demonstriert. Im Vergleich zu den herkömmlichen Untersuchungsverfahren, bei denen Versuchsmotore mit Glaszylindern und Kolbenfenstern ausgerüstet werden, bietet der Einsatz von Endoskopen eine preiswerte Alternative, die zudem auch ohne großen Umbauaufwand schnell an seriennahe Motoren adaptiert werden kann. Durch den Einsatz von Endoskopen sind Einsparungen bei Kosten und Versuchszeiten möglich.

Trotz der genannten Einschränkungen sind Endoskope in den letzten Jahren zu einem wichtigen Hilfsmittel für Motoruntersuchungen geworden. Endoskope werden daher auch in Zukunft einen wichtigen Beitrag sowohl zur Senkung von Versuchskosten und als auch zur Informationsgewinnung über innermotorische Vorgänge liefern.

M. Werschy,
L. Gröschel, J. Reling, K.-H. Krause

Endoskopisches System zur Untersuchung der Vorgänge in chemischen Reaktoren bei Temperaturen über 1000°C

13 Allgemeines

Chemo-thermische Reaktoren sind großtechnische Anlagen, in denen chemische Reaktionen unter extrem hohen Drücken und Temperaturen ablaufen. Solche Anlagen sind z. B. Industrieöfen, Hochtemperatur-Vergasungsreaktoren, Müllverbrennungsanlagen u. a., Anlagen also, die eine Ausdehnung von mehreren Metern haben können und die im allgemeinen mehrere Monate ununterbrochen im Betrieb sind. Innerhalb der Reaktoren treten Drücke bis zu 30 bar, in Einzelfällen bis zu 50 bar, und Temperaturen weit über 1000 °C, in manchen Fällen bis zu 2500 °C auf. Die Reaktionsstoffe sind durchweg aggressive, staubbeladene Medien.

Im Sinne der Wirtschaftlichkeit dieser Reaktoren müssen die thermischen Prozesse überwacht und optimal gesteuert werden. Dazu gehören einmal die Kenntnis und die Bewertung des Zustandes des Reaktors selbst: Zustand der Einbauten, des Brenners sowie des Verschleißes und der Verschlackung. Zur Optimierung des Prozesses ist die Kenntnis verschiedener wichtiger Parameter wichtig, wie z. B. Flammensitz und -form, Temperturverteilung und Strömungsbedingungen. Idealerweise sollte diese Begutachtung ständig unter Betriebsbedingungen, also ohne Unterbrechung des laufenden Betriebes, und ohne Beeinflussung des Prozesses selbst möglich sein.

Einrichtungen zu einer solch umfassenden Prüfung waren auf dem Markt bisher nicht verfügbar. Der bisherige Stand der Begutachtungsmöglichkeit von thermischen Reaktoren ist durch optische Systeme (z. B. luft- und wassergekühlte Feuerraumsonden und Videokameras, starre Endoskope, Ofenperiskope z. T. auf Basis von Sehrohren) gekennzeichnet, die eine mehr oder weniger eingeschränkte kurzzeitige Reaktionsrauminspektion im heißen und drucklosen Anlagenzustand ermöglichen. Dabei werden relativ große Ofenöffnungen (> 50 mm) benötigt [10-21].

In der Literatur werden z. B. gekühlte Endoskope zur Beobachtung der Feuerräume und Rauchgaszüge von Dampferzeugern während des Betriebes erwähnt (z. B. DE-AS 1031992 in [10]). Bekannt sind weiterhin verschiedene Verfahren der Temperaturmessung, z. B. mittels Strahlungspyrometer, vereinzelt in modifizierter Form auch in Brennräumen mit hohen Drücken, sowie verschiedene Verfahren zur Flammenüberwachung (Flammengeometrie, Flammenintensität u. a.). Ebenfalls werden im Schrifttum Periskope und Lichtleitkabel für die Übertragung optischer Signale aus unter Druck stehenden Reaktionsräumen beschrieben ([10], z. B. DD 219095).

Eine neue Entwicklung auf dem betrachteten Fachgebiet stellt das luft- und wassergekühlte Video-Flammenperiskop der BASF AG Ludwigshafen für drucklose Heißgasräume dar [19]. Die luft- und wassergekühlte Kamera incl. Objektiv wird dabei direkt in den Feuerraum eingeführt. Ein ähnliches Prinzip besitzen die PIEPER-Videosysteme [18].

Laut Literaturangaben [10-13] haben sich jedoch alle bisherigen Versuche zur dauerhaften optischen Überwachung von Heißgasräumen durch Verschmutzung von Fenstern und durch Ansatzbildung im bzw. vor dem Beobachtungskanal auf Dauer als nicht betriebstüchtig erwiesen.

14 Neues Sondensystem mit Endoskopen

Im Auftrag der SVZ Schwarze Pumpe GmbH wurde durch die DBI Gas- u. Umwelttechnik GmbH ein Sondensystem für Videodiagnostik und optische Temperaturmessung für zwei druckbeaufschlagte Hochtemperatur-Vergasungsreaktoren mit extremsten Belastungen entwickelt. Die wesentlichen Vorgaben waren dabei:

- Dauerhafter Einsatz unter Betriebsbedingungen.
- Keine oder nur geringfügige Veränderungen an den Reaktordruckgefäßen.
- Keine Beeinflussung des laufenden Prozesses.
- Modularer Aufbau hinsichtlich der Sonde (Austauschbarkeit, verschiedene Möglichkeiten der Kühlung und Spülung).
- Modularer Aufbau der Aufnahme- und Auswerteeinheiten (Einsatz verschiedener Kameras, Objektive, Filterwechsler und Spektrometer für die Videodiagnostik, optische Temperaturmessung und Spektroskopie).

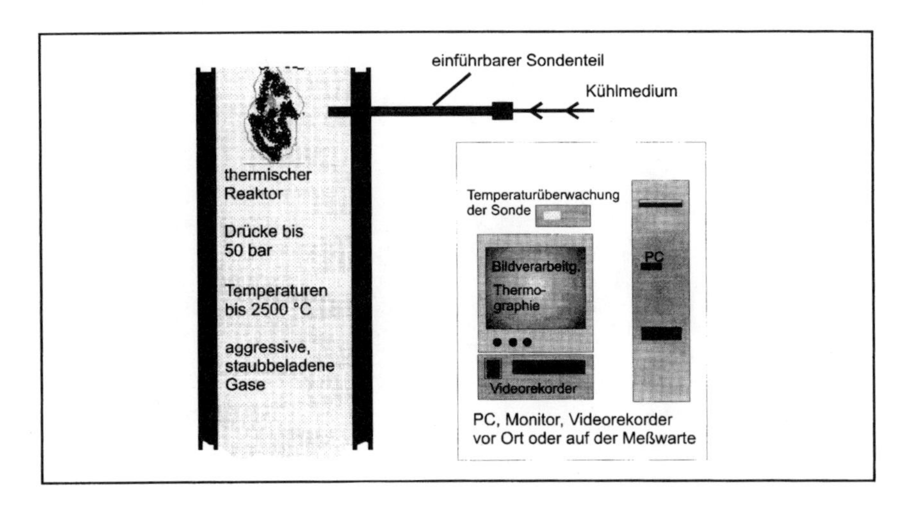

Bild 42

Alle diese Vorgaben konnten mit dem neuen Sondensystem, mit einem starren Endoskop als Herzstück, erfüllt werden. Das Grundprinzip dieser patentierten Entwicklung [10] geht aus dem Bild 42 hervor: In den Reaktorraum ist ein gekühltes, starres Endoskop eingeführt. Die Temperatur des Endoskops, die 80 °C bis 100 °C nicht überschreiten sollte, wird über Thermoelemente ständig überwacht. Am Okular des Endoskops, außerhalb des Reaktorraums, befindet sich eine Videokamera, das Signal dieser Kamera wird in einem PC ausgewertet. Das vom Endoskop übertragene Bild wird auf einem Monitor dargestellt. Darüber hinaus ermöglichen thermographische Auswertungen eine genaue Beurteilung der Temperaturverteilung im Innern des Reaktors.

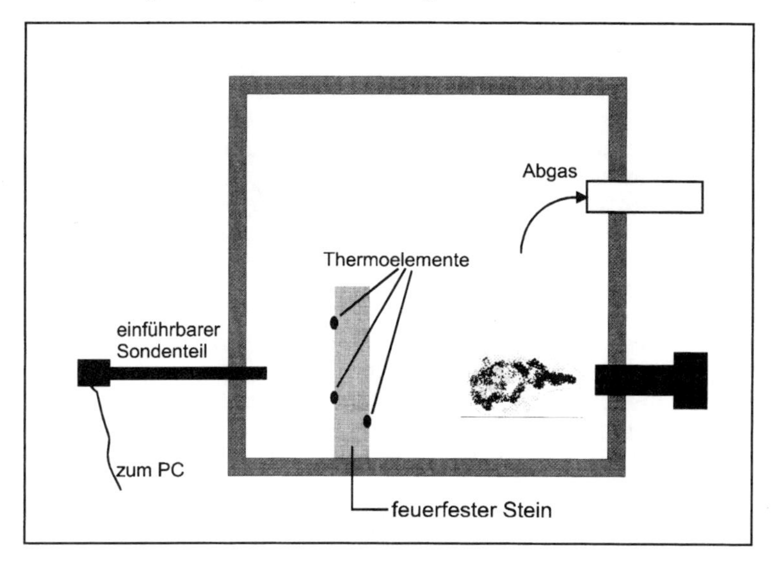

Bild 43

Zunächst waren aber umfangreiche Voruntersuchungen notwendig, um die grundsätzliche Eignung des geplanten Systems festzustellen. Bild 43 zeigt den schematischen Aufbau des dafür benutzten Versuchsstandes. Im Innenraum dieses Versuchs-„Reaktors“ befindet sich ein feuerfester Stein, der über einen Gasbrenner auf Temperaturen von etwas über 1000 °C aufgeheizt wurde. Die Temperaturen im Ofenraum sowie am feuerfesten Stein wurden mit Thermoelementen gemessen. Der feuerfeste Stein wurde mit einem gekühlten, starren Endoskop mit Videokamera am Okular beobachtet. Die Vorversuche dienten im wesentlichen dazu, die Art der Kühlung des Endoskops und die Art und Genauigkeit der Temperaturmessung zu untersuchen. In dieser Hinsicht brachten sie die folgenden wichtigen Ergebnisse:

- Ein gasförmiges Kühlmedium reicht aus, um das Endoskop zuverlässig auf Temperaturen von deutlich unter 100 °C abzukühlen.

- Mit Einsatz einer geeigneten Thermographie-Software ist eine sehr genaue Messung der Temperaturverteilung im Inneren des Reaktorraumes möglich. Die Genauigkeit der absoluten Temperatur beträgt einige Grad Celsius, sie hängt im wesentlichen von der Kalibrierung über die Thermoelemente ab. Die für die Beurteilung des Prozesses aber viel wichtigere relative Genauigkeit (d. h. die Messung von Temperaturdifferenzen) kann bis auf ±1 °C getrieben werden.

Bild 44 zeigt schematisch den Aufbau der kompletten Endoskopsonde und Bild 45 die Steuereinheit für Kamera, Objektiv und Filterwechsler (sie befindet sich in unmittelbarer Nähe der Endoskopsonde) sowie die zentrale Bedien- und Auswerteeinheit in der Meßwarte, weit entfernt vom Endoskop. Das starre Endoskop befindet sich in einem doppelwandigen, druckfesten Rohr, das an seiner Spitze entweder eine seitliche oder eine frontale Öffnung besitzt. Diese Öffnungen haben zwei Funktionen: zum einen gewährleisten sie natürlich den freien Durchblick für das Endoskopobjektiv, zum anderen sind es die Austrittsöffnungen für das gasförmige Kühlmedium. In der Spitze des Endoskops ist ein Thermoelement eingebaut für die ständige Überwachung der Endoskop-Temperatur. Für eine zuverlässige Kühlung des Endoskops genügt ein Durchsatz von max. 30 m^3/h Stickstoff (gereinigt), das Kühlmedium wird, wie ersichtlich, in den Reaktorraum eingeblasen. Das bedingt natürlich, daß das Kühlmedium unter einem Druck zur Verfügung steht, der oberhalb des Drukkes im Reaktionsraum liegt. Das Kühlmedium umspült außerdem ständig das Endoskopobjektiv und hält es somit zuverlässig frei von jeglichen Ablagerungen und von Verrußung. So wird über die gesamte Betriebsdauer ein freies Sichtfeld gewährleistet. Die gesamte Endoskopsonde ist drehbar gelagert, bei Einsatz eines Endoskops mit seitlicher Blickrichtung können demnach durch Drehen der Sonde verschiedene Bereiche des Reaktorraums sichtbar gemacht werden. Zum Einsatz kommen starre Endoskope mit einer Blickrichtung von 0° sowie mit 70° und 90°, alle Endoskope haben einen Gesichtsfeldwinkel von ca. 65°. Unter Beachtung einiger Sicherheitsvorkehrungen können die Endoskope auch während des Betriebes des Reaktors gewechselt werden.

Bild 46 zeigt das Sichtfeld eines Endoskops (Blickrichtung 70°) im Inneren eines thermischen Reaktors. Der Klarheit halber sind vom Längsschnitt des Reaktors nur die schematisierte Außen- und die Innenkontur sowie die Lage des Brenners gezeichnet. Dadurch, daß die Endoskopsonde um 360° gedreht werden kann, sind weite Bereiche des Reaktorraumes einzusehen. Der mit diesem Endoskop nicht sichtbare Bereich nach vorn (zur Flamme) kann ohne weiteres durch den Einsatz eines Endoskops mit einer Blickrichtung von 0° inspiziert werden.

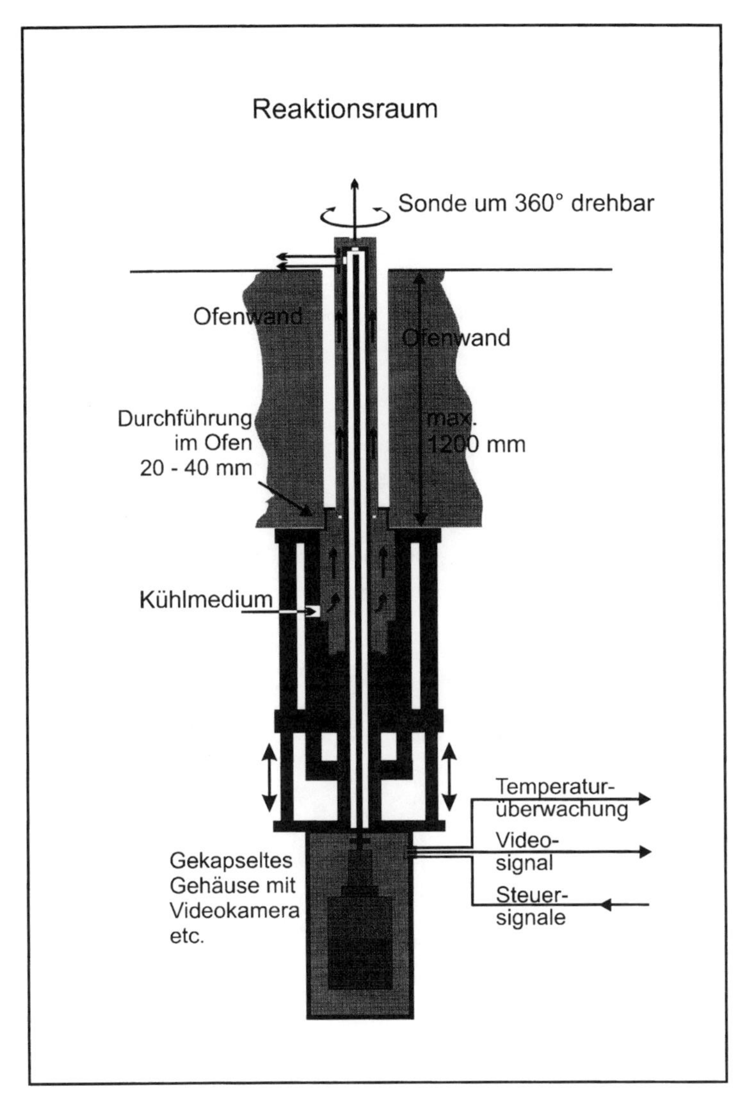
Reaktionsraum
Sonde um 360° drehbar
Ofenwand
Ofenwand
Durchführung
im Ofen
20 - 40 mm
max.
1200 mm
Kühlmedium
Temperatur-
überwachung
Video-
signal
Steuer-
signale
Gekapseltes
Gehäuse mit
Videokamera
etc.

Bild 44

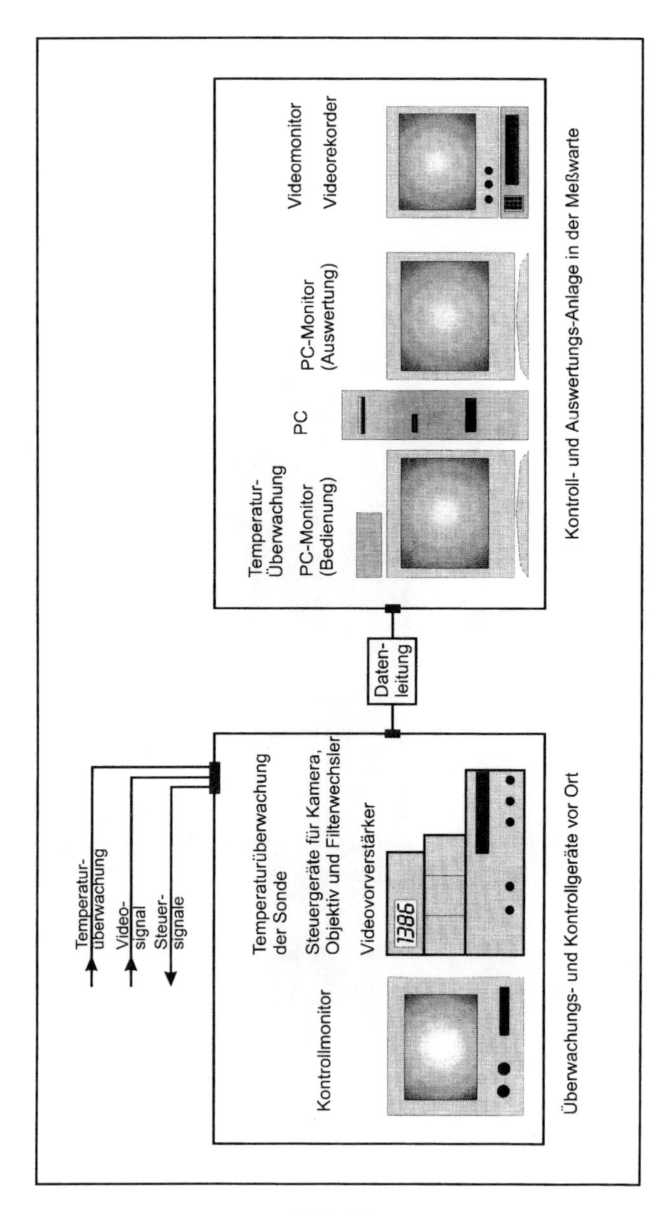

Temperatur-
überwachung
Video-
signal
Steuer-
signale
Temperaturüberwachung
der Sonde
Steuergeräte für Kamera,
Objektiv und Filterwechsler
Videovorverstärker
Kontrollmonitor
1386
Überwachungs- und Kontrollgeräte vor Ort
Daten-
leitung
Temperatur-
Überwachung
PC-Monitor
(Bedienung)
PC
PC-Monitor
(Auswertung)
Videomonitor
Videorekorder
Kontroll- und Auswertungs-Anlage in der Meßwarte

Bild 45

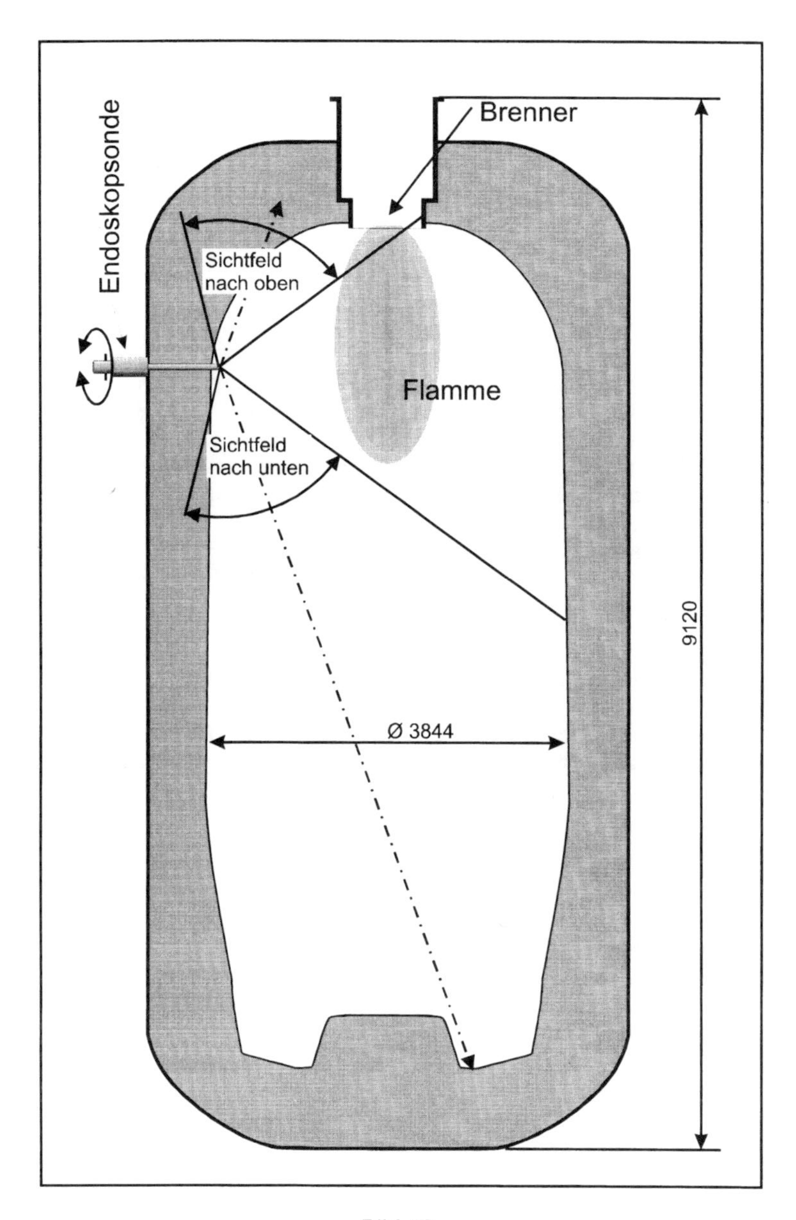
Endoskopsonde
Brenner
Sichtfeld
nach oben
Flamme
Sichtfeld
nach unten
9120
Ø 3844

Bild 46

15 Zusammenfassung

Die Anlagen, die bis jetzt erstellt wurden, haben sich im Langzeiteinsatz (seit 1994) bewährt. Das System zeichnet sich im wesentlichen durch folgende Merkmale aus:

- Sehr robuste und servicefreundliche Technik für dauerhaften Einsatz (Festeinbau), keine Beeinflussung des laufenden Prozesses.
- Eignung für extremste Belastung im Reaktionsraum: Drücke bis 50 bar, Temperaturen bis 2000 °C, hohe Strömungsgeschwindigkeiten von Gasen mit Abrasiven, starker Schlackeanfall, reduzierende und oxidierende Bedingungen, korrosive Atmosphäre (z. B. mit Chlorwasserstoff oder Schwefelwasserstoff oberhalb und unterhalb des Taupunktes).
- Qualitativ hochwertige Videoüberwachung und sehr genaue optische Temperaturmessung, zur gleichen Zeit für bis zu 75 % des Reaktionsraumes von einer Einbaustelle aus.
- Die Bildbearbeitung, -auswertung und -speicherung erfolgt über PC, entweder online oder offline auf der Basis von Videoaufnahmen.
- Der einführbare Sondenteil erfordert keine Umbauaufwendungen am Reaktor, Thermoelementöffnungen genügen (Nennweite der Durchführungen ca. 40 mm).
- Das System ist für alle in der Industrie vorkommenden Wandstärken geeignet.
- Die teuren Geräte (z. B. Filterwechsler, Zoom-Objektive, Adapter, Normal- und Infrarotkameras, Spektrometer) befinden sich außerhalb des Reaktionsraumes; sie sind somit nicht den extremen Beanspruchungen und der Zerstörungsgefahr ausgesetzt, und ein Austausch der Systeme ist unter Betriebsbedingungen möglich.
- Das Drucksondensystem benötigt für die Kühlung und Spülung durch ein hochwirksames Kühlungs- und Strömungssystem nur ein gasförmiges Medium bei relativ geringen Spülmengen.
- Das verfolgte Prinzip der Mehrfachkapselung bietet höchste Sicherheit, auch im Fehlerfall, wenn das Endoskopobjektiv im Reaktor z. B. infolge zu starker mechanischer oder thermischer Belastung versagt.

- Zur Energieversorgung ist lediglich ein 230 V-Anschluß (10 A) erforderlich.

- Alle Daten, die das System liefert, können über Datenleitungen an jede beliebige Stelle übertragen werden. Die Bildbearbeitung, -auswertung und -dokumentation incl. der Thermographie kann deshalb in der Meßwarte oder von irgendeinem Schreibtisch aus erfolgen.

Die Möglichkeiten der PC-gestützten Bildauswertung werden durch die eingesetzte Software bestimmt. Im vorliegenden Fall bietet die Thermo-System-Software [20] u. a. folgende Möglichkeiten:

- Festlegung von max. 20 beliebigen Bereichen (Punkten, Linien, Rechtekken) mit jeweils eigener Position, Farbe und 20-Zeichen-Namen. Messung innerhalb dieser Bereiche mit Angabe von Minimum-, Maximum- und Durchschnittstemperatur. Auswertung der Daten im Online- oder Standbildmodus.

- Mehrere Graustufen- und Falschfarbendarstellungen.

- Analysefunktionen:
  - Temperatur-Punkte,
  - Temperatur-Profile,
  - Histogramm-Funktion
  - Isothermen-Darstellung,
  - Temperatur-Zeit-Aufzeichnungen an maximal vier Punkten gleichzeitig,
  - Temperaturüberwachung mit Alarmfunktion (z. B. Einbindung in Not-
  - Aus).

- Bearbeitungsfunktionen:
  - lineare Filterfunktionen wie Hochpass, Tiefpass,
  - nichtlineare Filterfunktionen (Bildschärfen, Störunterdrückung, Ausdünnen heller Bereiche).

- Datenverwaltung:
  - austauschbare Kalibrationsdateien für verschiedene Kameras,
  - Export von Bildern im TIFF-Format,
  - Export numerischer Daten im ASCII-Format.

Die Sondentechnik für einen Einsatz in thermischen Reaktoren, auch unter Extrembedingungen, soll weltweit in der Industrie für Prozeßbewertungen, -optimierungen und -steuerungen und im Zusammenhang damit z. B. für eine Wirkungsgraderhöhung beim Einsatz von Brenngasen sowie eine Minderung der Schadstoffemissionen etabliert werden.

Die Einsatzmöglichkeiten für die Sondentechnik sind auf Basis von Marktstudien äußerst vielfältig. Schwerpunktmäßig kommen die zahlreichen Reaktoren (druckbeaufschlagt) thermischer Reststoffverwertungsanlagen (Vergasungs-, Pyrolyse-, Schwel-, Brenn-, Verbrennungs- und Kombinationsanlagen wie z. B. Thermoselect) in Betracht.

Weitere Einsatzgebiete sind alle Reaktoren, die bei erhöhten Temperaturen (> 600°C) und von Normalbedingungen abweichenden Druckverhältnissen (Überdruck, Unterdruck) arbeiten, z. B. Reaktoren der chemischen Industrie, unter hohem Druck betriebene Vorbrennkammern, die für metallurgische Öfen eingesetzt sind, und Gasturbinen.

Einsetzbar ist die Sondentechnik selbstverständlich in nicht druckbeaufschlagten Heißgasräumen, z. B. in gewöhnlichen Industrieöfen.

Es wird konzipiert, die Sondentechnik in den beiden Varianten

- Lieferung einer Komplettlösung entsprechend den Anforderungen und Betriebsbedingungen des Nutzers;
- Einsatz eines mobilen Systems als Dienstleistung des Entwicklers beim Nutzer

anzubieten.

Literatur

[1] H. H. Hopkins, Optical Principles of the Endoscope, aus „Endoscopy“, Herausgeber G. Berci, Appleton-Century-Crofts, New York, 1976

[2] M. Lang, Grundsatzuntersuchungen zum Einsatz von Endoskopen für Lichtschnittaufnahmen, Diplomarbeit, Universität Karlsruhe, Lichttechnisches Institut, 1995.

[3] H. Kuchling, Taschenbuch der Physik, Fachbuchverlag Leipzig-Köln, 1995.

[4] K.D. Solf, Fotographie, Fischer Verlag, 1991.

[5] Bergmann-Schaefer, Lehrbuch der Experimentalphysik Bd. III: Optik, Walter de Gruyter & Co., Berlin 1987.

[6] J. Reling, Industrielle Endoskopie: Systeme, Komponenten, Anwendung; „Die Bibliothek der Technik“, Band 153, verlag moderne industrie, 2., überarb. Aufl., 1997.

[7] M. Jäger, H. Hartmann, Entzerrung von Endoskopaufnahmen, Dokumentation zum Programm „Bildentzerrung“, Inst. f. Physikalische Elektronik, Universität Stuttgart, 1993.

[8] J. Gindele, Untersuchung der Verbrennung an einem optisch zugänglichen Einzylinder-Vorkammer-Dieselaggregat, Diplomarbeit, Inst. f. Kolbenmaschinen, Universität Karlsruhe, 1995.

[9] M. Reusch, Aufbau und Inbetriebnahme eines Versuchsstandes und endoskopische Verbrennungsuntersuchungen an zwei Direkt-Einspritz-Dieselmotoren, Inst. f. Technische Verbrennung, Universität Stuttgart, 1995.

[10] Gröschel, L., Schäfer, F., Werschy, M., Klotsche, U., Krause, K.-H., Patent Nr. 44 38 229 „Einrichtung zur Videodiagnostik von Druckvergasungsreaktoren“, Patent und Patentrecherche, Patentinhaber: SVZ Schwarze Pumpe GmbH, Tag der Anmeldung: 26.10.94. Erteilung: 05.09.96

[11] Werschy, M., Gröschel, L., Videodiagnostik zur Begutachtung von Feuer- und Reaktionsräumen unter extremsten Bedingungen für Anlagen der thermischen Abfallverwertung, Vortrag und Posterbeitrag zur Ausstellung Energie und Umwelt, 13. 03.1996 TU Bergakademie Freiberg.

[12] Werschy, M., Videodiagnostik und optische Temperaturmessung mittels Drucksonden für extremste Feuerraumbedingungen, Vortrag 2. Workshop „Stahltechnologie, Eisenwerkstoffe und Recycling",. TU Bergakademie Freiberg, Institut für Eisen- und Stahltechnologie 21. und 22. Februar 1997

[13] Lawrenz, M., Beitrag zur Weiterentwicklung einer Videotechnik zur Begutachtung von Feuer- und Reaktionsräumen unter vollen Betriebsbedingungen für Anlagen der thermischen Abfallverwertung in Deutschland, Dipl.-Arbeit 1994 mit Literatur- und Patentrecherche zur Thematik, Fachhochschule Lausitz, Studiengang Maschinenbau.

[14] DBI Gas- und Umwelttechnik GmbH, Unternehmensbrief, 1. Jahrgang, Ausgabe 1/97, April 1997.

[15] Voss, H.-J. u. K.-W. Mergler, Visuelle Beobachtung nichtleuchtender Flammen in heißen Ofenräumen im UV-Bereich, Sonderdruck aus Glastechnische Berichte, 51. Jahrgang (1978), Verlag der Deutschen Glastechnischen Gesellschaft Frankfurt (Main).

[16] Werner, T., Entwicklung und Anwendungsmöglichkeiten eines Ofenperiskopes, Sonderdruck aus Glastechnische Berichte, DK 535.862:66.041, 51. Jahrgang (1978), Verlag der Deutschen Glastechnischen Gesellschaft Frankfurt (Main).

[17] Combustion TEC, INC., USA, Information: Furnace Monitor, CTI Bulletin 91-4 (8/96)

[18] PIEPER GmbH-Serie FRS, Informationsmaterial: Fernseh-Systeme für Feuerraumtemperaturen bis zu 2400°C.

[19] BASF Ludwigshafen, Informationsmaterial: Hochtemperatur-Videoperiskop Vi-Per®, Stand 1997

[20] HÖROTRON GmbH, Elmshorn, Thermo-System V 1.34, Thermographie/Bildverarbeitung unter MS-DOS.

[21] M. Werschy, L. Gröschel und K.-H. Krause, Das Sondensystem OPTISOS für Feuerraumbewertungen und Thermographie, GASWÄRME International 46 (1997) Heft 10, S. 479-483

expert verlag